体内の「炎症」を抑えると、病気にならない！

医学博士
池谷敏郎

三笠書房

プロローグ

「炎症」を抑えれば、病気知らず、老い知らず！

人は、「炎症」とともに老いていきます。

この一文を見て、「え？」と思った方もいるかもしれません。

もしも私の他の本を手に取ってくださったり、テレビで見かけてくださったことがある場合、「あれ？『人は血管とともに老化する』って言っていませんでした？今度は『炎症』ですか……」なんて思ったかもしれません。

血管は、みなさんご存知のとおり、全身の細胞に必要な栄養と酸素を届けて、いらなくなったものを回収しています。

強豪野球チームのマネージャーのように、全身の活動を献身的にサポートしてくれる血管の存在があるから、すべての細胞はイキイキと元気に活動ができるのです。

だから、血管の老化が全身の老化につながるということは紛れもない真実です。そのことは変わりません。

若い頃にはしなやかで弾力性があった血管が、年を取るにつれて硬くなり、内側にコブができて血液の通り道が狭くなったり、血管が切れやすくなってしまったりするというのが血管の老化です。**この血管の老化——つまりは「動脈硬化《どうみゃくこうか》」にも、じつは「炎症」が深くかかわっている**のです。

さらに言えば、

老化だけではなく、糖尿病、がん、うつ、アルツハイマー型認知症、アトピー性皮膚炎といった現代人に増えている病気にも、「炎症」という共通の原因が隠れている

ことが最近の研究でわかってきています。

✓ そもそも「炎症」って何？

そもそも「炎症」って何でしょう――？

「炎症」と聞いてパッと思い浮かぶイメージはありますか？

私たち医者は、医者になるための勉強のなかで「炎症とは」ということを必ず習います。

赤み（発赤《ほっせき》）、発熱、腫《は》れ（腫脹《しゅちょう》）、疼痛。

この4つが、炎症の**「4主徴《しゅちょう》」**と呼ばれるものです。「赤く腫《は》れていて、熱を持って痛みがあるようであれば炎症を疑え」、そう習っています。

わかりやすいところで言えば、蚊に刺されるとすぐに赤く腫れますね。触るとあたたかく感じます。この場合、痛みというよりもかゆみですが、これも典型的な炎症です。

蚊の唾液《だえき》に入っている物質（体にとっての異物）に反応して、排除しようとした結果、「炎症」という反応が起こるのです。

本来、「炎症」は有害なものではありません。

私たちの身を守り癒《い》やす**「治療プロセス」「免疫システム」**です。

体は外部からの有害な〝侵入者〟を排除したり、組織が傷つくとその傷を修復しようとしたりします。その過程に起こるのが**「炎症反応」**なのです。

これらは医学的には**「急性炎症」**と呼ばれています。

しかし、炎症が「慢性的」になるとき、深刻な問題を引き起こします。これが本書のテーマである**「慢性炎症」**です。

急性炎症の原因となったものをずっと排除できなかったり、免疫系のアンバランス、加齢などの理由で、**炎症を長期間に渡って「消火」できなくなったとき（＝慢性炎症）、免疫系の暴走が始まり、あなたの体を攻撃し始めます。**

慢性炎症によって、本来は攻撃対象ではない「健康な組織」も攻撃され、臓器が破壊され、やがてさまざまな生活習慣病が発症したり、老化が恐ろしいほど加速したりするのです。

「慢性炎症」のいちばん恐ろしいところは、自覚症状がほとんどないところです。

さらに、自覚症状はないのに、**慢性炎症を起こして深刻な損傷を受けた部位は「元には戻らない」**という非常に厄介な性質を持っています。

✓ 一見まったく違う病気に「共通項」を発見！

心臓病や脳卒中は、動脈硬化が原因で起こる血管の病気。
がんは、遺伝子の傷が原因で生まれる病気。
アルツハイマー型認知症は、脳が萎縮《いしゅく》する病気。
糖尿病は、インスリンの働きが不足して高血糖が続く病気。
アトピー性皮膚炎は、皮膚の病気。

こんな風に、それぞれの病気はまったく別の原因で生じるまったく別の病気だと思いますよね？
病院で診《み》てもらうにしても、心臓病は循環器内科や心臓血管外科、認知症は神経内科や精神科、糖尿病は内科や内分泌内科、アトピーは皮膚科……と、診療科も違います。私たち医者も、それぞれ違うアプローチで病気の治療を行ってきました。

ところが、最近になって、

一見まったく別々の病気に、「慢性炎症」という共通項がある

ことがわかってきたのです。

「じつは慢性炎症が原因だった」ということを示す象徴的な話があります。それは、ぜんそく治療の進化です。

いまでこそ「ぜんそく（気管支ぜんそく）」は、「気管支でごく弱い炎症が続いている病気」ととらえられるようになりましたが、そうわかったのは比較的最近のこと。
以前は、ぜんそくの発作が起こっているときにだけ気道が狭くなっていて、発作が

慢性炎症を放っておくと、こんなにも重大な病気に発展することも！

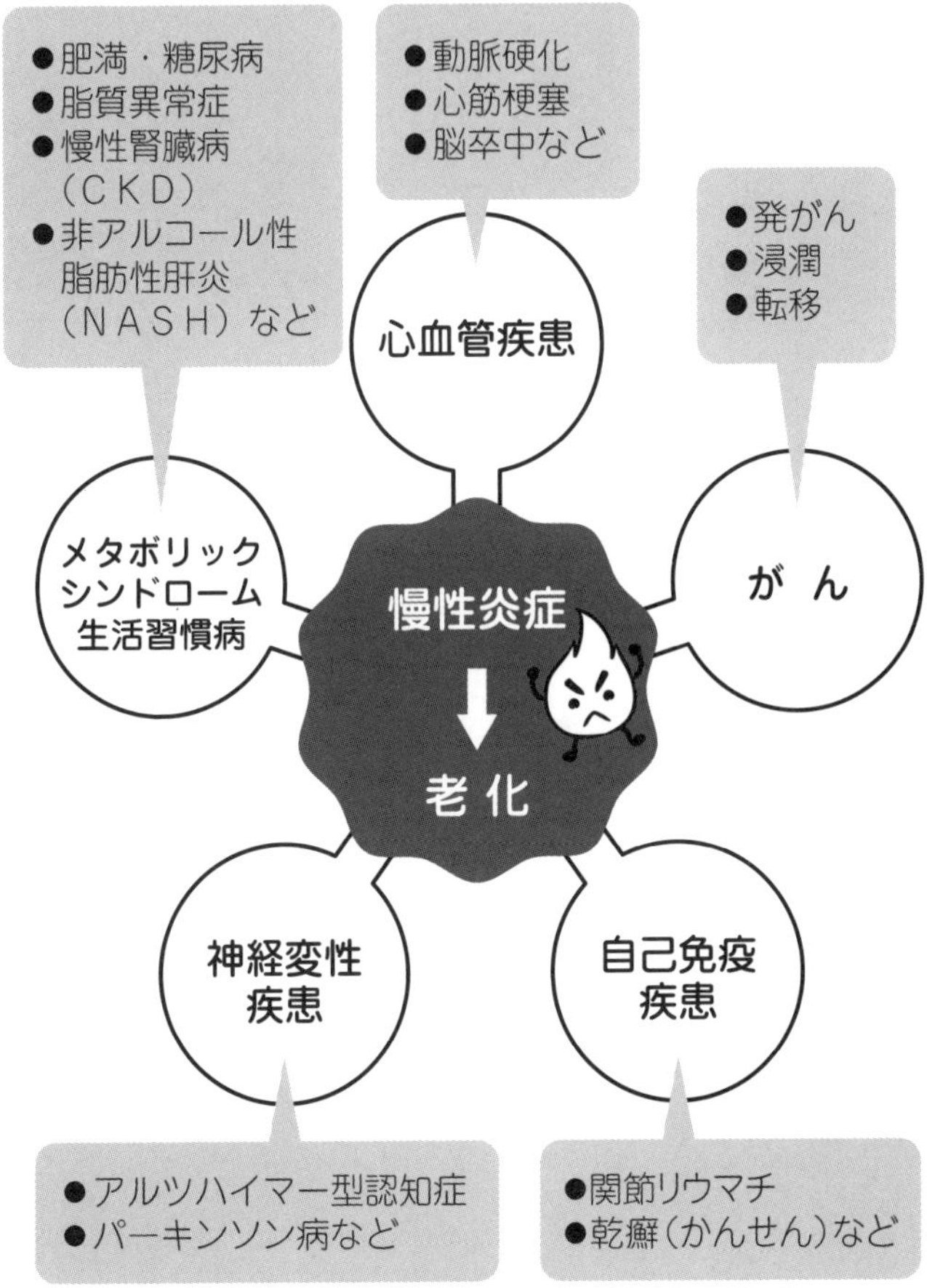

ないときにはすっかり正常な状態に戻っていると考えられていました。「原因はわからないけれど気道の収縮を繰り返す病気」ととらえられていたのです。

だから、治療の主役は、「気管支拡張薬」でした。気道が狭くなって発作が起こるという困った症状があるのだから、対症療法として、気道を広げてあげようというのが第一の治療法だったわけです。

ところが、発作が起こっていないときにも慢性的に弱い炎症が続いていることがわかり、治療法はガラリと変わりました。吸入ステロイド薬など、「炎症を抑えることに焦点を置く治療法」に変わっていったのです。

その結果、ぜんそくで亡くなる人は劇的に減りました。１９９５年には国内で７０００人を超えていましたが、２０００年には５０００人を下回り、いまでは２０００人を切るほどに。

病気のベースにある**「慢性炎症」の存在に気づいたことでアプローチが変わり、根本的な治療ができるようになり、たくさんの命を救えるようになった**のです。

✓ “謎の血管炎”が治った！

「炎症」といえば、最近私のクリニックにいらした患者さんでとても印象に残っている女性がいます。彼女は、わざわざ大阪から、東京のあきる野市にある私のクリニックに、紹介状を持ってやってきました。

幼少期からジャズダンスの勉強をしていたそうですが、20歳を過ぎた頃から謎の皮膚炎のようなものを起こしてしまって、好きなダンスもやめて、いまは事務の仕事をしているという女性でした。

足全体に赤紫色のもやもやとした発疹が広がっていて、見た目が変わってしまった足を人に見られるのも嫌でスカートもはけない、ストレス発散のために踊りたくても踊ると症状が悪化する可能性があるからドクターストップをかけられ、生きがいであるダンスもできずにすっかり落ち込んでいました。

話を聞くと、それまでに8か所も病院をまわって、ようやく「結節性動脈周囲炎《けっせつせいどうみゃくしゅういえん》」という診断名がつき、ステロイド治療などを行ってきたものの、一向によくならなかったのだそうです。それで私のところにやってきたのです。

ただ、私の専門は内科と循環器科（血管や心臓）。大学病院の先生たちがさまざまな検査を行い、しっかりと病名を確定させたにもかかわらず結果的には「治す術がない」と言っているなか、門外漢の私にできることはあるのか……。そう、正直なところ思いました。というのは、「結節性動脈周囲炎」というのは、血管の壁に原因不明の炎症が続くという病気で、まさに〝謎の血管炎〟だからです。


でも、わざわざ大阪からやってきてくれたのだから、できることをしようと思い、診察と食事を中心とした生活習慣上のアドバイスを行いました。

彼女は、「少しでも前進したい」という想いから、まじめに守ってくれたようです。

「どうしているかな」と気にかけていたら、1年半ほど経ったあるとき、スカートをはいて、明るい笑顔で「よくなったので、今日はお礼の報告に！」と、大阪からはるばるやってきてくれました。

もやもやと広がっていた斑点がほとんど気にならないほどに薄くなっただけではなく、肌や髪まできれいになり、末端冷え症まで改善されたとうれしそうに報告してくれました。

これらの体調の変化は、生活習慣の改善から数か月で現れはじめ、まさに感動的であったそうです。

✓「炎症」はちょっとした工夫で避けられる！

なぜ、彼女はよくなったのか。

その方法と理由は、この本のなかで詳しく説明していきますが、ポイントはたった2つです。

◎炎症を促すモノを減らす
◎炎症を抑えるモノを増やす

いたってシンプルなことです。彼女の場合は血管の炎症に伴う皮膚の症状でしたが、炎症は老化の原因であり、多くの病気に共通する原因なので、ほかの病気や症状の予防・治療にも必ず役立ちます。

逆に言えば、**ひっそり続いている「炎症」を抑えることができれば、一挙にいろいろな病気を予防できる**ということです。

しかも、その方法は、高価な薬を飲み続けなければいけないわけではありません。**先ほどの患者さんにアドバイスしたことのように、誰もが日々の生活のなかでできることばかり**なのです。

どうですか？

「え？　炎症？」と思っていた人も、納得したのではないでしょうか。

第1章では、改めて「炎症がひっそり続くってどういうこと？」という説明を。

第2章では、動脈硬化やがん、うつ、認知症、アトピー性皮膚炎などの現代病と炎症の関係について。

第3章では、ひっそりと続く炎症（＝慢性炎症）の最大の要因である「肥満」のことを。

第4章、第5章は「解決策編」で、どういうことに気をつけて生活をすれば炎症を抑えることができるのか、〝具体的なコツ〟をお伝えします。

「炎症」には、加齢に伴うやむを得ないものや、現代医学では解決できない複雑なものもあります。

でも、**ちょっとした生活習慣の工夫で避けられる「炎症」もたくさんある**のです。

いま、がんやうつ、認知症、糖尿病といった病気が増えてしまっているのは、避けられるはずの「炎症」をたくさん抱えている人が多いことの表れともいえるでしょう。

「慢性炎症」は、知らないうちにひっそりとはじまり、じわじわと体をむしばんでいくのです。

そんな**「炎症」の〝火種〟をつくり続けているのは、じつは、あなた自身**です。

「自分で火種をつくっていたんだ」と気づくのが、まず第一歩。

本書では、その火種を消すための具体的な実践法を紹介していくので、まずはひとつ、今日からの生活に取り入れましょう！

池谷敏郎

目次

第2章 症状別 人はなぜ病気になるのか、治るのか

——生活習慣病もアレルギーもがんも!

第3章

「肥満」は炎症の〝温床〟

――「第三の脂肪」があなたの寿命を短くする

第4章

解決策編❶

炎症を抑える「食べ物・食べ方」

――医学界が注目する「メディエーター」とは？

第5章

解決策編❷

炎症を抑える「生活の工夫」

——今日から気楽に始める「体質改善」

編集協力●橋口佐紀子
本文デザイン&DTP●株式会社ウエイド
本文イラスト●ひらのんさ

第1章

〝病気がちな人〟〝100歳まで健康な人〟を分ける「炎症」とは？

知らなければ一生損する！

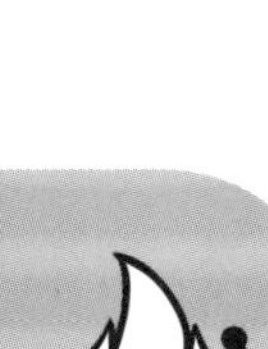

炎症には「いい炎症」と「悪い炎症」がある

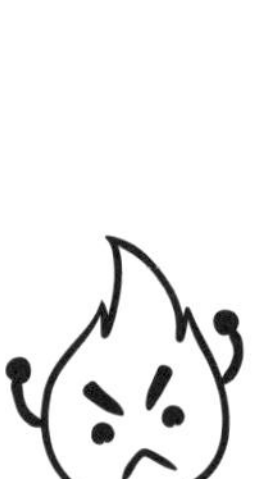

痛みも熱も「免疫細胞」がたたかっている〝サイン〟

プロローグでも「炎症」について簡単にふれましたが、さらに詳しく「炎症とは何か?」を説明していきましょう。

わかりやすい炎症の例として、「蚊に刺されたあとの腫れ、かゆみ」を紹介しました。

そのほか、いつもよりもたくさん歩いたり、やり慣れない運動をしたりすると、翌日や翌々日に筋肉痛に襲われることがありますね。昔は、「乳酸が筋肉に溜まるから」といわれていましたが、いまではこれも「炎症」であることがわかっています。

正確に言えば、筋肉を使った直後に起こる筋肉痛は、筋膜《きんまく》の断裂のような傷害の場合と、乳酸とともにつくられる水素イオンによって筋肉が極度な酸性になることで生じると考えられています。

では、時間差で起こる筋肉痛は何かというと、急な運動で筋肉の線維やまわりの組織に小さな傷がつき、その傷を修復するために「炎症」が起こり、痛みを伴うから。これが筋肉痛の正体だといまは考えられています。

蚊に刺されて赤く腫れるのも、筋肉痛も、「炎症」という同じ現象なのです。風邪をひいて喉が腫れた、足を擦りむいた、捻挫をした……といったときに起こる「炎症」も同じです。

痛みやかゆみ、腫れといったわかりやすい症状がパーッと出るものの、原因が取り除かれればスーッと引いていく。どちらも一定期間が経てば原因が取り除かれて、すっかり元通りになります。

「炎症」と聞いて、思い描くのはこうしたものではないでしょうか。

大切なことなので繰り返しますが、**こういった「炎症」は、必ずしも悪いことではありません。あなたの体を守る「自己免疫システム」のひとつ**です。

ところが、こうした炎症とは別に、「痛い」「かゆい」「熱い」「腫れている」といったはっきりとした自覚症状もないまま、だらだらと長く続く炎症があります。

急性炎症の主な４つの症状と慢性炎症

●急性炎症

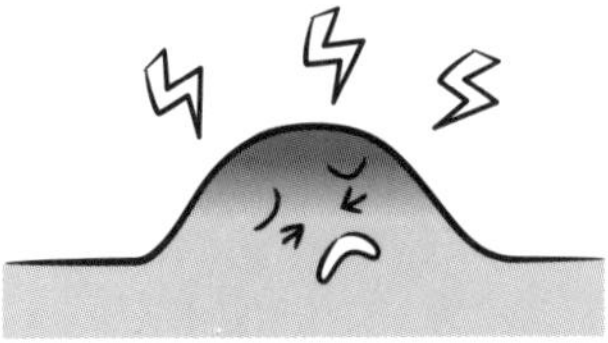
●赤み（発赤）
●発熱
●腫れ（腫脹）
●疼痛

●慢性炎症

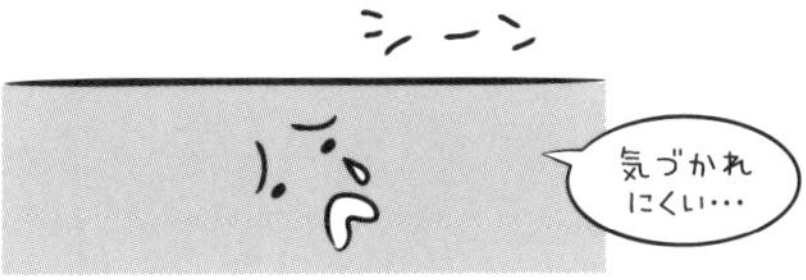
シーン
気づかれにくい…

パーッと症状が出て、スーッと引いていく炎症は、「急性炎症」。

わかりやすい症状はないまま、だらだらと続いてしまう炎症は、「慢性炎症」。

この本のテーマであり、**老化を加速したり、いろいろな病気の根本的な原因となるのは「慢性炎症」のほうです。**「急性炎症」からはじまって「慢性炎症」に移行するケースもあれば、最初から弱い炎症がだらだらと続くケースも。

嫌な症状がないということは一見「いいことのよう」ですが、「気づかないうちに存在している」「気づかれにくい」という意味ではとてもやっかいです。

〝くすぶり（慢性炎症）〟はやがて、
〝大火事（深刻な病気）〟になる！

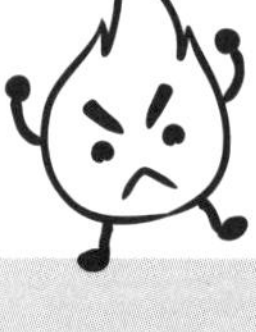

「ある日突然！」気づいたときは……

「急性炎症」と「慢性炎症」は、火にたとえるとわかりやすいかもしれません。

パーッと炎を上げて燃えるけれど、比較的早く燃えきって元に戻るのが急性炎症だとすれば、**慢性炎症は、火種がぷすぷすとくすぶり続けている**ようなイメージです。

たとえば、たき火のあと、すっかり火が消えたように見えてもじつは火種が残っていて、しばらく経ってから再びじわじわと燃え始めて火事になる――ということがあります。

あるいは、火を消したと思ってタバコの吸い殻をごみ箱に捨てたら、内部にまだ火が残っていて火事になった、とか。

どちらも、表面上は火が消えたように見え、炎も煙も上がっていなかったために、気づかずに見過ごされてしまったわけです。でも、内部ではじつはくすぶっていた。

「慢性炎症」はそんな風に、炎を上げずにぷすぷすとくすぶり続けているような状態です。

痛くも熱くもなく、〝火種〟として認識されないために、何の対処も取られず、そのまま放置されやすいのです。

✓「こんなに簡単なことでいいの⁉」〝大火事〟を防ぐ小さな習慣

炎を上げて燃えているわけではないならいいじゃないか……と思うかもしれません。

でも、たとえばコンセントに溜まったホコリでさえ、発火の原因になり、大火事に発展することもあります。たかがホコリで、です。

コンセントに溜まったホコリなんて、まさに「このくらい大丈夫だろう」と掃除をさぼっていたり、ホコリが溜まっていることにもまったく気づかないまま、放置されていたのではないでしょうか。

慢性炎症も同じです。

「このくらい大丈夫」と甘く考えていたり、あるいはくすぶっていることにまったく気づかないまま、長い間そのままにされた結果、**ごく弱い炎症が長く繰り返され、じ**

わじわと体をむしばんでいき、「線維化」といって臓器がかたくなったり、本来の機能を果たせなくなったりして、あるとき大きな病気を発症してしまうのです。

そして、ふつうに生活をしていても知らず知らずのうちにホコリが溜まっていくように、**誰もが「慢性炎症」を、知らず知らずのうちに大なり小なり抱えています。**

何らかの理由でじわじわとはじまり、最初はうっすらと煙が漂うだけだったのが、長い時間をかけてじわじわじわじわ広がり、ちょっとずつ体を燃やしていく——。そんなイメージです。

でも、日頃から意識をして掃除をしていれば発火するほどにホコリが溜まることはないように、慢性炎症も、**生活のなかで気をつけていれば火事になる前にくすぶっている火を消すことができます。**その具体的な方法は、第4章、第5章でお伝えしましょう。

慢性炎症は
全身に〝飛び火〟する

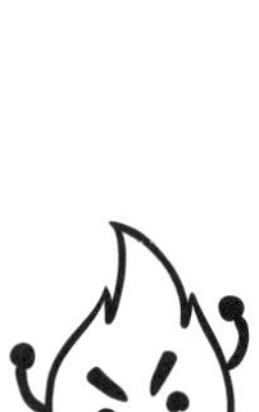

放っておくと怖い「歯周病」の正体

見逃してしまうような小さなボヤ（慢性炎症）でも、長く続くと、大火事（深刻な病気）になる――。そのもっともわかりやすく、もっとも身近な例が、**「歯周病」**です。

歯周病は、名前のとおり、歯のまわりの病気。具体的には、歯を支えている骨（歯《し》槽骨《そうこつ》）や歯ぐきが、**歯周病菌に感染して「炎症」を起こす病気**です。

口のなかには常に数百種類もの細菌が存在しています。そのなかで歯周病の原因になる歯周病菌は、わかっているだけでも100種類以上にも。ありふれた菌なので、歯周病菌にまったく感染しないということは、ほとんど不可能です。

口のなかに入ってきた歯周病菌は、〝空気を嫌う菌〟なので、空気が届きにくい空間を求めて、「歯周ポケット」と呼ばれる歯と歯ぐきの間の溝に潜り込みます。しっかり歯みがきをして歯のまわりについた汚れを取り除かなければ、歯周ポケットに潜り込む歯周病菌がどんどん増え、細菌同士が「プラーク」というネバネバとしたかたまりをつくりながら、奥へ奥へと進んでいきます。

その歯周病菌と、歯周病菌が出す毒素に反応して、歯ぐきで炎症が起こるのが、歯周病のはじまりです。そこで気づいて、毎日の歯みがきでしっかりプラークを落としたり、歯科医院に行って汚れを取ってもらったらいいのですが、そのままにしていると、炎症はじわじわ広がっていきます。

歯を支えている歯槽骨にまで炎症が広がり、歯槽骨が溶け始めて、歯槽骨が半分ほどになると、支えを失った歯が少し揺れるように。

それでもなお、そのままにしていると、さらに歯槽骨が失われ、歯ぐきも下がり、歯がグラグラと揺れるようになって、食べ物が噛みにくくなったり、歯並びが悪くなったりして、最終的には歯を失うことになるのです。

最初に歯ぐきに炎症が起こってから、歯が失われるまでには15年〜30年ほどあるといわれています。ということは、その間に炎症の存在に気づいて、原因を取り除けば、歯を失わずにすむのです。

特に、歯ぐきのみの炎症の段階で気づいて手を打てば、100%元に戻ることができきます。逆に、歯槽骨にまで炎症が進んでしまうと、**一度失われた歯槽骨、下がった歯ぐきは、もう元には戻りません。**

ところが、多くの患者さんは、歯槽骨が半分ほど失われて、歯がグラグラと揺れるようになって、ようやく「おかしい!」と気づき、歯科医院に駆け込むことになります。虫歯のような痛みはなく、大した自覚症状はないので、見逃されてしまうのです。最初は、歯ぐきの縁が赤くなったり、歯みがきをしたときにちょっと出血したりするくらいの〝ボヤ〟だったのが、10年、20年とくすぶり続けているうちに、歯という大切な臓器を失うまでの〝大火事〟になってしまう——。

歯周病は歯のまわりの組織で起こっている炎症のことですが、全身で似たようなことが起きていることを想像すれば、怖くなりませんか?

「慢性炎症を抑えられるかどうか」が、健康長寿への分かれ道

歯周病といえば、最近、全身の病気とのかかわりが注目されています。

なかでも密接な関係にあることがよく知られているのが、**「糖尿病」**です。糖尿病

があると、歯周病になりやすく重症化しやすいということは以前から知られていましたが、最近の研究で、その逆の矢印もあることがわかってきました。

つまり、**「歯周病」があると、「糖尿病」が重症化しやすい。**

なぜかといえば、歯周病菌や、歯周病菌に反応して歯のまわりでつくりだされる**「炎症を引き起こす物質（メディエーター）」が、血流に乗って全身を巡り、血糖値を下げるホルモンである「インスリン」の働きを邪魔してしまう**のです。

同じようなことは動脈硬化でも発見されています。動脈硬化の人の血管から歯周病菌が見つかったという報告が、国内外で多数挙がっているのです。

歯のまわりで炎症を起こした原因が、遠くの炎症の原因にもなる。たとえるなら、〝飛び火〟のようなもの。

1か所でくすぶっていると、遠くのどこかに飛び火して、新たなくすぶりを起こすこともあるのです。

口のなかで起こった炎症は、全身のさまざまな器官に飛び火し、病気をつくる

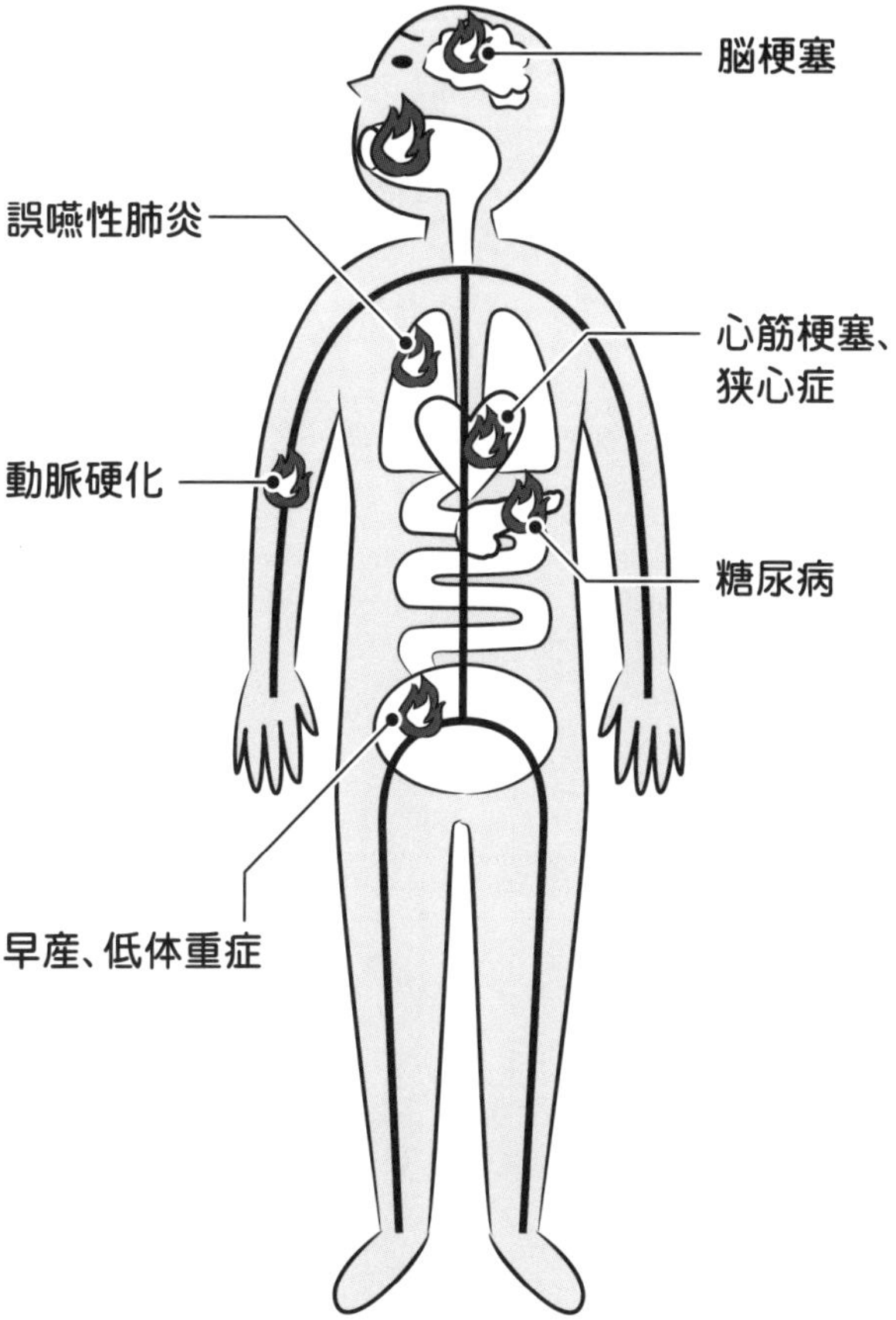

誰しも、
多かれ少なかれ
「燃えている」

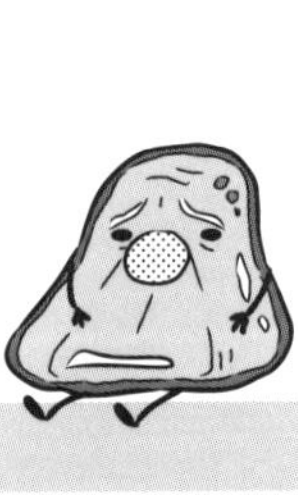

「老化した細胞」は、〝炎症を促す物質〟をまき散らしている

そもそも、なぜ、**「燃え続けてしまう」**のでしょうか。

プロローグでも述べたように、理由のひとつは、**最初にくすぶりを起こす原因となった〝火種〟が取り除かれないから**です。

どういうものが慢性炎症の〝火種〟になるのかは、第3章以降で詳しく説明しますが、食生活や運動習慣、ストレス、喫煙といったふだんの生活にも〝火種〟は隠れています。

日頃から何気なく行っている生活のなかに〝火種〟があったとすれば、**知らず知らずのうちに同じことを繰り返し、〝燃料〟をポンポン放り込んでいる**可能性さえあります。実際、多くの人はそうやって体をくすぶらせているのです。

もうひとつは、関節リウマチやクローン病など、はじめから「慢性炎症」として発症してしまうものがあり、これはなぜ起こるのかはっきりと解明されていません。敵などいないのに、**勝手に免疫システムが暴走し、健全な細胞を傷つけて炎症を起こさ**

せてしまうのです。さらに悪いことに、**炎症が炎症を呼ぶ悪の連鎖**が起きてしまい、さまざまな疾患の原因となります。

最後に、**加齢による**ものもあります。

私たちの体を構成している全身の細胞にも寿命があります。多くの細胞はときとともに分裂していきますが、その数には限界があり、50～60回ほどと言われています。分裂を経て、「これ以上は分裂できません」という限界に達した細胞のことは「**老化細胞**」、分裂が限界に達した状態のことは「**細胞老化**」と呼ばれています。

じつは、「老化細胞」は、分裂できなくなったからといって、すぐに死ぬわけではありません。しばらくの間は、その場にとどまっています。

そうすると何が起きると思いますか？

老化した細胞のまわりで「**炎症を促す物質（メディエーター）**」が多く分泌されるのです。つまり、「**細胞老化」もくすぶりの原因になる**ということ。

さらに、ひとつの細胞が老化すると、**まわりの細胞も同調するので、一斉に老化し、炎症がさらに広がり、疾患へとつながっていく**のです。

「老化細胞」が体内での炎症を引き起こしている

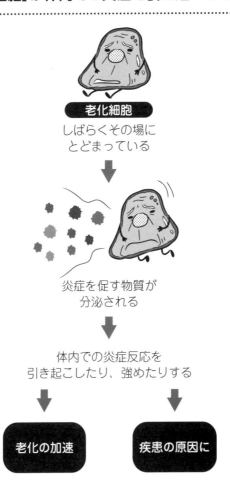

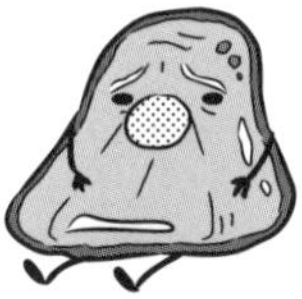

老化細胞

しばらくその場に
とどまっている

↓

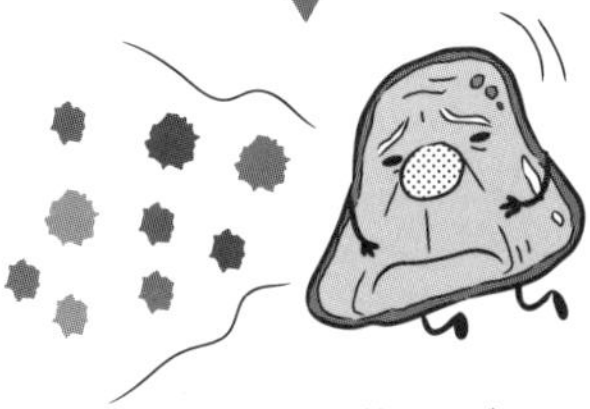

炎症を促す物質が
分泌される

↓

体内での炎症反応を
引き起こしたり、強めたりする

↓ ↓

老化の加速　**疾患の原因に**

「炎症を起こせ〜!」
「炎症を終わらせろ〜!」
体内で起こっている〝伝言ゲーム〟

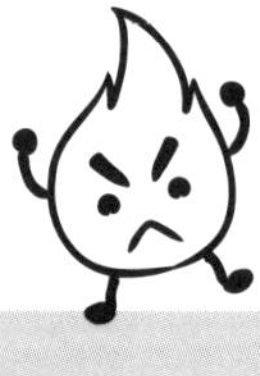

☑ 免疫システムが〝暴走〟するとき

先ほどから登場している**「炎症を促す物質（メディエーター）」**についても簡単にふれておきましょう。また第2章以降で詳しくご説明します。

「メディエーター」とは、もともとは「仲介者」という意味ですが、医学用語では、**細胞から細胞へ情報を伝える〝伝達物質〟のこと**をそう呼んでいます。細胞が出す「ああしろ」「こうしろ」という命令のようなもの、ととらえてもらえればいいでしょう。

炎症にかかわるメディエーターは複数見つかっていますが、そのなかには**「炎症を引き起こすタイプ」**と**「炎症を終わらせるタイプ」**があります。

炎症はもともと体に必要な反応なので、炎症を引き起こすメディエーターも必要です。同時に終わらせるメディエーターも充分になければ炎症を起こしっぱなしに。**両者の連携が欠かせない**のです。

つまり、両者のバランスが悪くなって**「炎症を起こせー！」という命令ばかり出ているると、免疫システムの暴走が起こります。**体内がくすぶりやすくなるのです。

これからは「抗酸化」よりも「抗炎症」!?

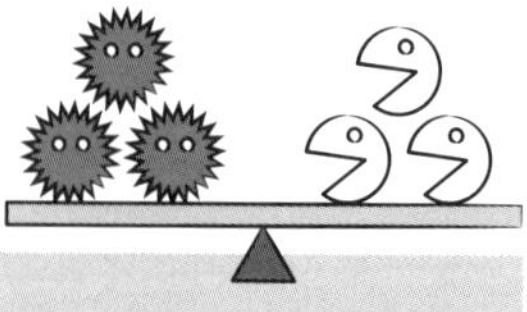

「酸化」＝「錆《さ》びる」

体を老けさせるものといえば、**「酸化」**を思い出す人もいるかもしれません。「アンチエイジングには抗酸化が大事」とよく言われます。

「どちらも老化にかかわるものだけど、抗酸化と抗炎症、どちらが大切ですか?」と聞かれれば、私は「どちらも」と答えるでしょう。

なぜなら、**「炎症」と「酸化」は、ニワトリと卵のような関係、お互いに増幅させ合う間柄**だからです。

ここで、**「酸化」**についても説明しましょう。

「酸化」とは、物質と酸素が結合する化学反応のこと。

皮をむいたリンゴの表面が時間とともに茶色く変色したり、鉄が錆びたりするのは酸化が原因です。同じように、**私たちの体も酸化によって細胞が変化し、それにより老化が進みます**。

私たちが呼吸をするときに体内に取り入れた酸素の一部は、化学変化を起こして、

「活性酸素」に変わります。これは、**酸化力がパワーアップした酸素**のこと。

その強い酸化力で、免疫細胞たちが敵（体内に侵入した細菌やウイルスなど）と戦うときの〝武器〟にもなるので、ある一定量は必要ですが、増え過ぎると体内の細胞にまでダメージを与えてしまいます。

ただし、私たちの体にはこの活性酸素を抑える力、つまりは**「抗酸化力」**も備わっています。その代表が「ＳＯＤ（スーパー・オキサイド・ディスムターゼ）」と呼ばれる、過剰な活性酸素を取り除いて無毒化する酵素です。

誰もが「ＳＯＤ」による抗酸化力を持っているので、ある程度、活性酸素が増えても問題にはならないのです。

しかし、炎症やストレス、紫外線などで活性酸素があまりに増え過ぎたり、加齢などの要因で抗酸化力が衰えたりすると、**「酸化」が「抗酸化」を上回り処理しきれなくなって、体のあちこちで活性酸素によるダメージを受けてしまう。**このトラブルを、**「酸化ストレス」**と呼びます。

「酸化力」と「抗酸化力」のシーソーゲーム

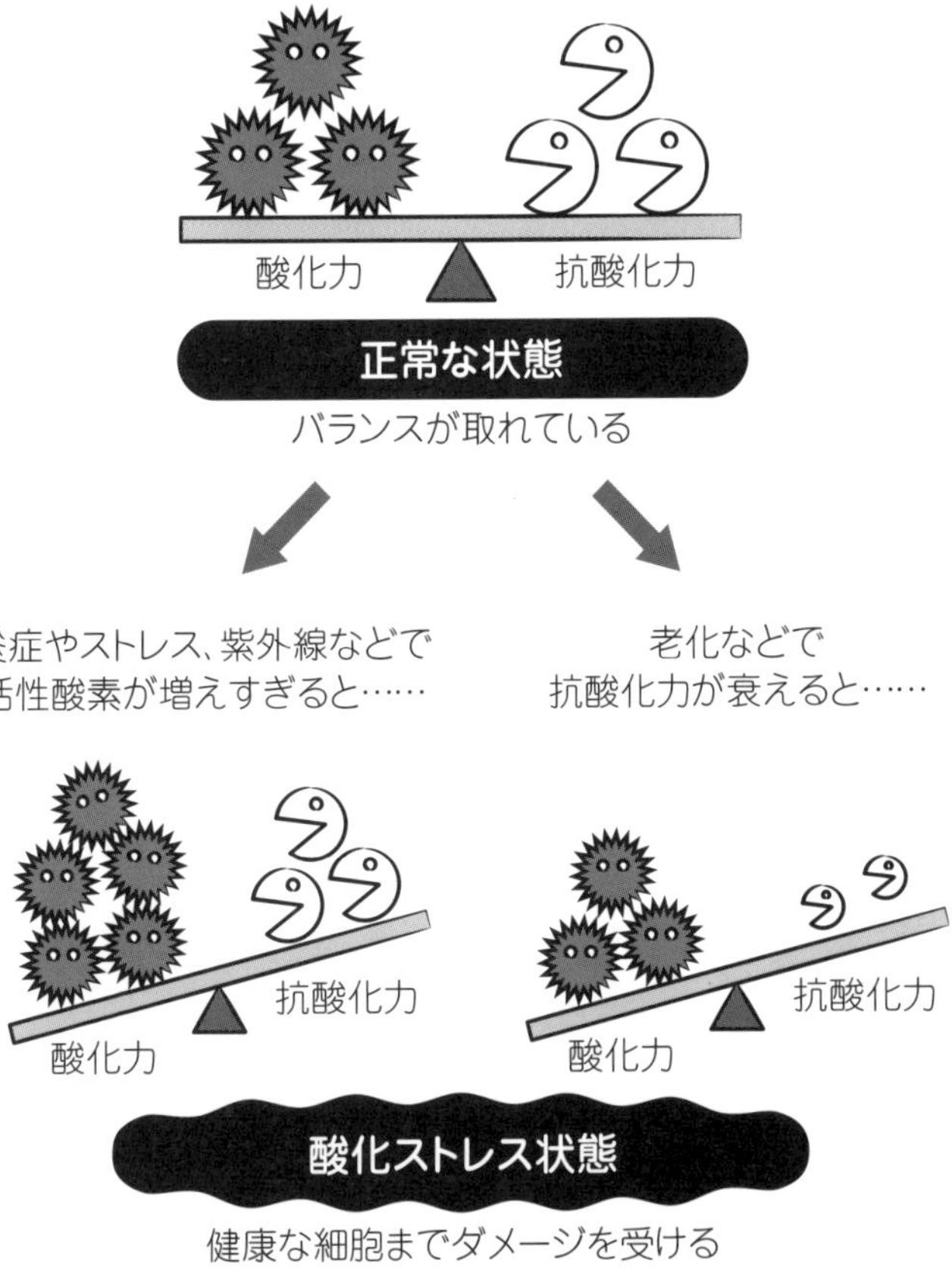

✓「炎症」と「酸化」はほぼ〝ワンセット〟

ところで、「炎症」とは、もともとは「原因を取り除いて体を元の状態に戻す」反応だと先ほど書きました。

この「原因」には、大きく分けて「体外から入ってきた異物」と「ダメージを受けた体内の細胞」の2つがあります。

酸化ストレスによって「ダメージを受けた細胞」というのは、まさに取り除くべき対象。だから、酸化ストレスの発生は、火打ち石でカチカチと火花を散らすようなもので、**炎症がはじまるきっかけになる**のです。

さらに悪いことに、もともと炎症は活性酸素を発生させて細菌やウイルスにダメージを与えるしくみになっています。

つまり、**「炎症」を起こしているところからは、「活性酸素」が大量に発生する**のです。

「活性酸素」で細胞が傷つくと「炎症」が起きる

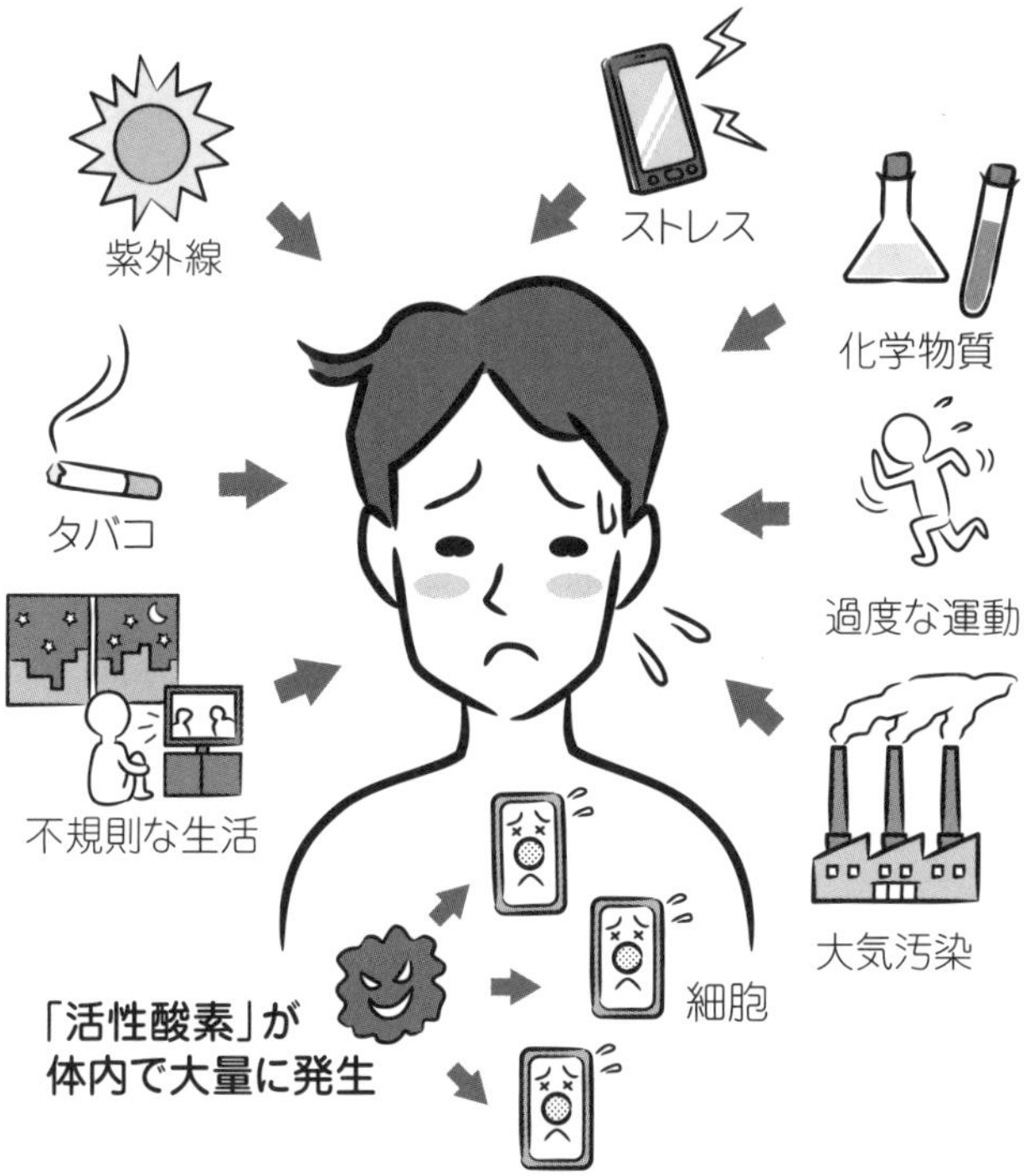

「活性酸素」によって細胞が傷つくと、体内が炎症状態に

↑ 増幅させ合う悪循環 ↓

炎症が起きているところから「活性酸素」が発生する

「糖化」＝「焦《こ》げる」

ちなみに、最近、「糖化《とうか》」という言葉も耳にしませんか？

「糖化反応（メイラード反応）」とは、ブドウ糖（糖質）がタンパク質と結合して、タンパク質が変性し、「AGEs《エージス》（終末《しゅうまつ》糖化《とうか》産物《さんぶつ》）」という**老化物質を生む反応**のことです。

私たちの体が「糖化」してしまう主な原因は、**糖質の過剰摂取。**余分な糖質が体内のタンパク質と結合し、体温によって熱が加えられ、「糖化」が起こってしまうのです。恐ろしいことに、一度つくられた「AGEs」は体の中に蓄積されてしまいます。**「糖化」が、肌のシワやたるみの原因となるほか、さまざまな病気のリスクも高めます。**

また、「糖化」によって「AGEs」ができると活性酸素が生まれて「酸化ストレス」を生じさせます。そうするとまた炎症がはじまるきっかけに。

このように、**「酸化」も「糖化」も、炎症がはじまる原因になります。**

「酸化」「糖化」「炎症」。どれもできるだけ避ける。これが重要なのです。

「酸化」「糖化」「炎症」相乗効果で
老化を加速させる！

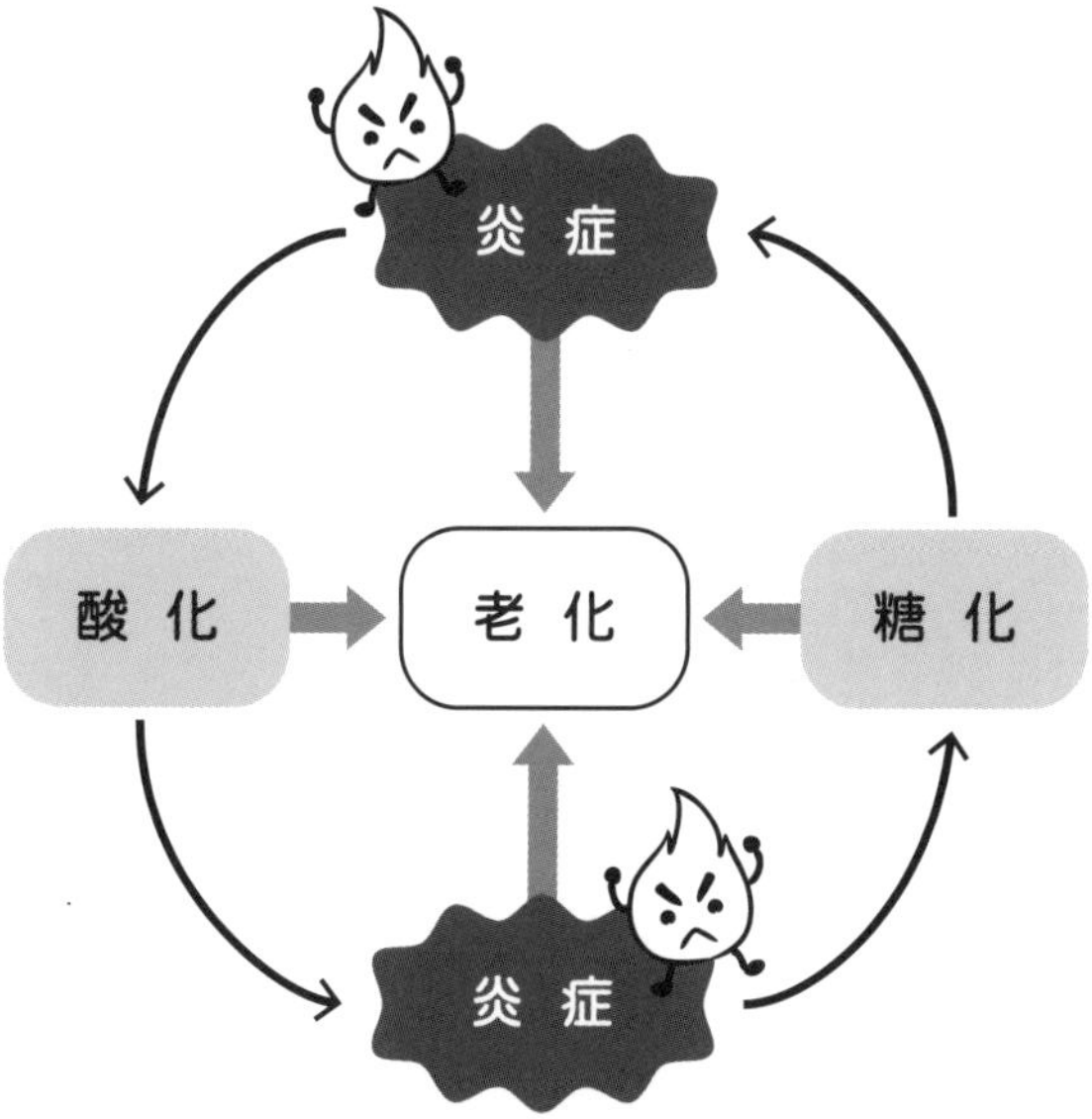

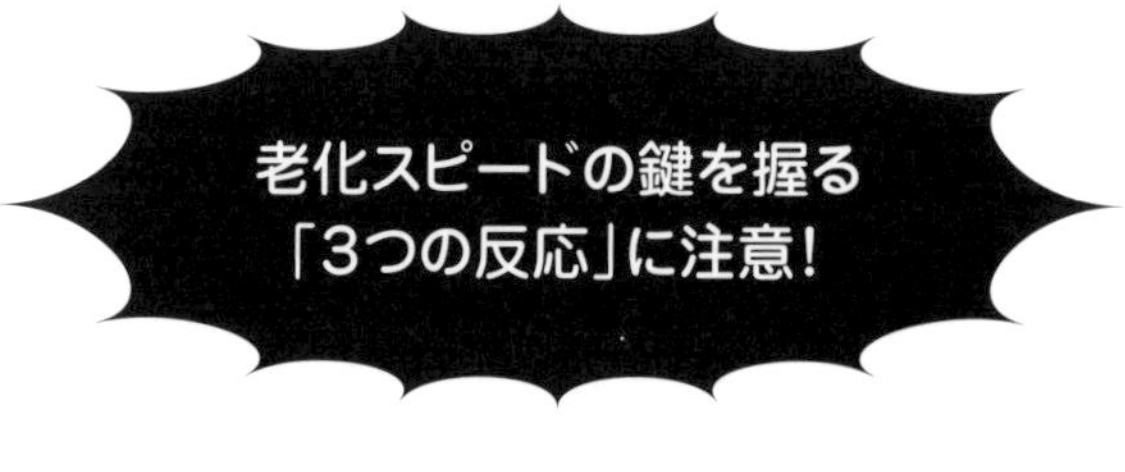

あなたの〝くすぶり度〟は「高感度CRP値」に表れる

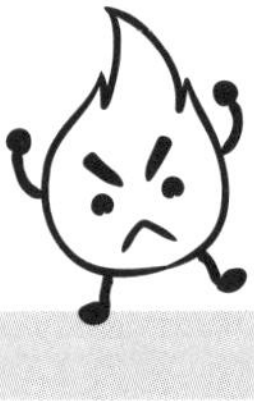

健康診断の数値「ここ」を見よう！

ここまで、じわじわと続く「くすぶり型の炎症」が少しずつ体をむしばんで深刻な病気を引き起こしてしまうということ、それを防ぐために「抗炎症」が大切という話をしてきました。

挫折や失敗といった〝人生におけるくすぶり〟は、その後の人生の糧《かて》になるかもしれません。でも、こと健康に関しては、くすぶりはないに越したことはありません。

そうすると気になるのは、**「私の体はくすぶっているの？」**ということでしょう。

決定的な検査は残念ながらいまのところありません。ただし、どのくらいくすぶっているのか〝手がかりになる数値〟があります。

そのひとつが、**「高感度CRP（C-reactive protein：C-反応性タンパク）」**です。

炎症が起こると、肝臓がいくつかのタンパク質をつくって、血流に乗せ全身に送り込みます。そのひとつが、「CRP」というタンパク質なのです。

人間ドックや健康診断の血液検査でも、この「CRP」が測定項目に入っていることはありますが、血糖値やコレステロール値などとは違い、なじみのないアルファベットなので、気に留めていない人が多いのではないでしょうか？

健康診断の結果表が残っている人は、ぜひ取り出して見てください。

ＣＲＰは、

◎０・３０㎎／㎗以下　　基準範囲
◎０・３１〜０・９９㎎／㎗　要注意
◎１・００㎎／㎗以上　　　異常

とされています。


一般的に医療現場では、「ＣＲＰ」は、急性炎症があるかどうかの目安として使われています。どこかに急性炎症があると、ＣＲＰの値は一気にポンと上がるからです。

たとえば、ふだんは限りなく「０」に近い人でも、ふつうの風邪にかかっただけで異常値まで上がることもあります。

一方、慢性炎症は、〝炎〟ではなく、〝くすぶり〟なので、ＣＲＰの値もそこまで高くは上がりません。「やや高くなる」程度です。0・30mg/dlであれば「基準範囲」内と紹介しましたが、0・01mg/dlといった**「0」に近ければ近い値ほど安心**です。

アメリカ食品・医薬品局(FDA)が、1999年に高感度CRP測定法を慢性炎症である動脈硬化の指標として承認しており、近年では人間ドックでも心筋梗塞などの冠動脈疾患のリスクアセスメントとして高感度CRPが行われています。具体的には0・20mg/dl以上になると冠動脈疾患のリスクが高いといわれています。

CRP測定には、「一般のCRP検査」と「高感度のCRP検査」の2種類があります。従来の一般CRP検査では、0・1mg/dl以下は測定することができず、くすぶり型の弱い炎症をとらえることはできませんでした。

測定技術が進歩して、通常のCRP検査の100倍以上の感度を持つ「高感度CRP測定」が登場し、0・01mg/dlまで測定することができるようになりました。

風邪やケガ、歯周炎などでもCRPの値は上がるので、CRP検査だけで判断することはできませんが、特に生活習慣病を有する人は、動脈硬化のリスクのひとつの目安として注目してください。

人生最期の瞬間まで
楽しむために

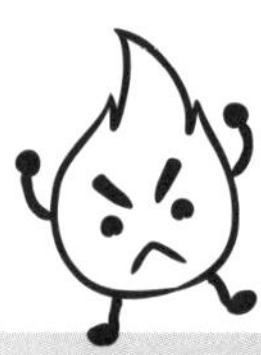

「くすぶっている人」ほど、早死にする

慢性炎症がいろいろな病気のベースにあるということは、当たり前と言えば当たり前なのですが、**「体内がくすぶっている人」ほど寿命が短くなる**傾向があります。

慶應義塾大学医学部の百寿総合研究センターとイギリスのニューカッスル大学が行った共同研究では、「85歳～99歳」「100歳～104歳」「105歳以上」のどの年代群でも、CRPをはじめとした**炎症マーカー（値）が高い人のほうが、低い人よりも早く亡くなっていました。**

しかも、この研究では認知機能や日常生活の自立度も調べているのですが、どの年代群でも、**炎症マーカーが低い人たちのほうが認知機能も日常生活の自立度も高かったのです。**

この結果から推察できるのは、**くすぶりがない人のほうが寿命だけではなく「健康寿命」も延びる**ということ。つまりは、くすぶっていない人ほど、元気で長生きでき

るということです。

「くすぶり＝慢性炎症」は気づかぬうちに進行しています。ボヤから大火事（大病）、早死に……と進めないために、くすぶりのうちにしっかり鎮火しましょう！

次のページに簡単にできる「炎症度チェック」を掲載しています。

ぜひ、やってみてください！

いますぐできる!
簡単「炎症度」チェック

●食生活

- □ 魚よりも肉が好き。メインのおかずは肉系が多い
- □ 甘いものが好き。間食は欠かせない
- □ 揚げ物や炒め物、ファーストフード、スナック菓子をよく食べる
- □ 野菜はあまり好きじゃない

●生活習慣

- □ 歩くのは好きじゃない
- □ 座っている時間が長い
- □ タバコを吸う
- □ イライラしやすい、ストレスが多い
- □ 歯みがきは歯ブラシのみ。フロスも歯間ブラシも使わない
- □ 便秘がち。あるいは下痢が多い

●検査値

- [ ] 20歳の頃に比べて10キロ以上太った
- [ ] 血糖値が高め
- [ ] コレステロール値が高め
- [ ] ＣＲＰ値が高め

●現在の状態

- [ ] よく眠っても疲れが抜けない
- [ ] 歯周病がある
- [ ] たびたび腹痛がある
- [ ] 皮膚にトラブルがある
- [ ] 落ち込みやすい

判　定

0個	いまのところ安心です
1～9個	このまま行くと、くすぶる可能性有
10個以上	危険！　すでにくすぶっている可能性が高い

第2章

症状別 人はなぜ病気になるのか、治るのか

生活習慣病もアレルギーもがんも！

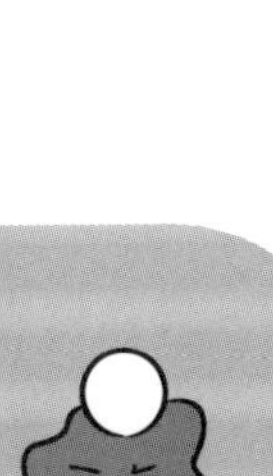

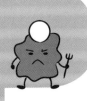

動脈硬化

血管内部の小さな傷から慢性炎症が起こり、そのままくすぶりが続くとある日、心筋梗塞や脳梗塞を引き起こす。

プロローグで、血管の老化（動脈硬化）も、がんも、うつも、アルツハイマー型認知症も、糖尿病も、アトピー性皮膚炎も、**現代に増えている病気のほとんどは「慢性炎症」がかかわっている**と書きました。

この章では、それぞれの病気に炎症がどのようにかかわっているのか、一つひとつ見ていきましょう。

ひとつめが、**「動脈硬化」**です。

動脈硬化の原因は何だと思いますか？

血圧が高い人は、動脈硬化を起こしやすい。

血糖値が高い人は、動脈硬化を起こしやすい。

血液中の悪玉コレステロールが多い人は、動脈硬化を起こしやすい。

どれも正解です。どれも正しいのですが、「なぜ高血圧、高血糖、脂質代謝異常（高コレステロール）だと動脈硬化を起こしやすいのか？」という理由のところに、「炎症」が存在していることがわかってきました。

最近では、**「動脈硬化とは、血管の壁で炎症がずっと続いている状態」**と考えられるようになっています。

くすぶり型の炎症である**「慢性炎症」こそが、動脈硬化の原因であり、正体だった**のです。

血管に「コブ」ができるまで

「動脈硬化」の原因は慢性炎症であるということをわかっていただくために、どうやって動脈硬化が起こるのか、順を追って説明しましょう。

①血《けつ》管《かん》内《ない》皮《ひ》細《さい》胞《ぼう》の障害と「単《たん》球《きゅう》（白血球）」の侵入

最初のきっかけは、**血管の内側が傷つくこと**です。

血管のいちばん内側「内膜」の表面には、「血《けつ》管《かん》内《ない》皮《ひ》細《さい》胞《ぼう》」という細胞がびっしりとシート状に並び、血液や血管の機能をコントロールしながら、血液から必要なものだけを取り込んでいます。

ところが、この血管内皮細胞が傷つくと、**「炎症を引き起こすメディエーター（伝達物質）」**が次々と出され、**「単《たん》球《きゅう》」という白血球（免疫細胞）の一種が血管内皮にくっつき、内皮細胞のすき間から血管の壁の内側に入り込んできます。**

内皮から血管壁の中へと侵入した「単球」は、異物を貪り食うようにして処理する細胞**「マクロファージ」**へと変化します。

②異物の侵入

一方、「血管内皮細胞」が傷ついてバリア機能が弱まると、血管壁内に異物が侵入しやすくなります。異物の代表格が、血液中に余っていた**「悪玉コレステロール（LDLコレステロール）」**です。これが血管壁の内側にするりと忍び込むと、「活性酸素」によって酸化されて、**「酸化LDLコレステロール」**となります。

③免疫システム発動

LDLコレステロールが「酸化LDLコレステロール」になると、私たちの体を守る免疫システムはそれを「異物」と判断して攻撃します。

免疫細胞の主役のひとり、白血球の「単球」から変化した「マクロファージ」は、アメーバのよ

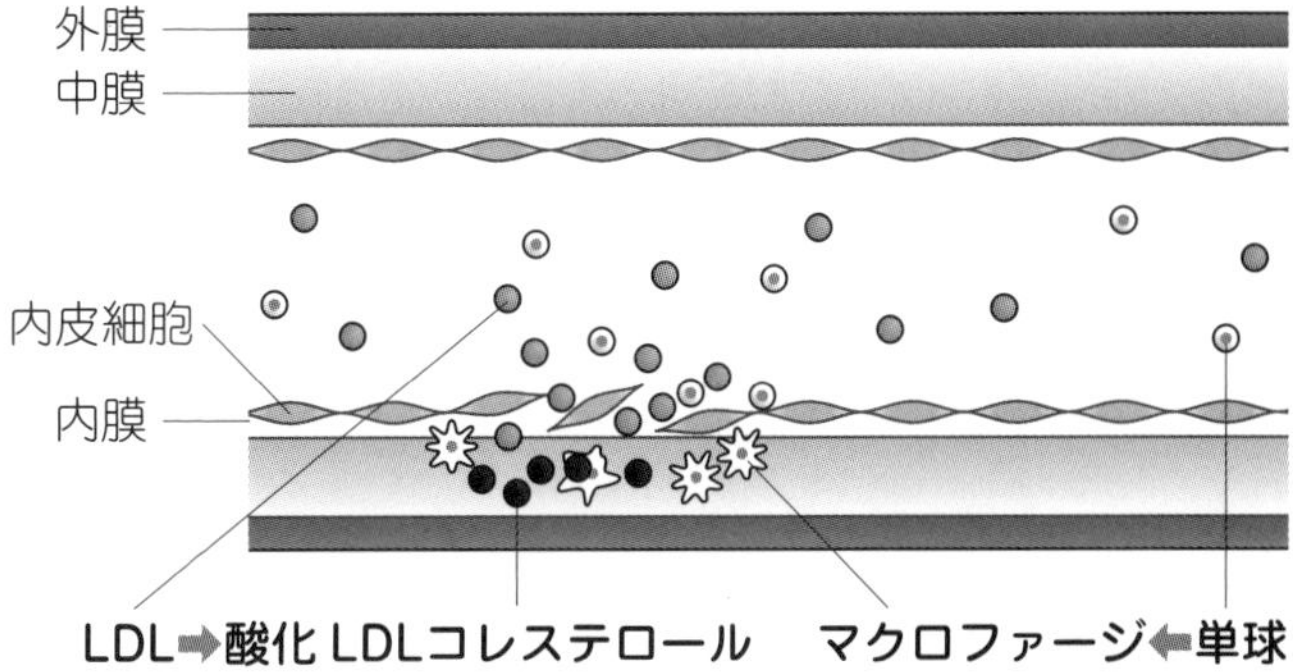

うな細胞で、病原菌などを自らの体内にパクパクと取り込んで殺し、私たちの体を守っています。**「酸化LDLコレステロール」はこうした異物とみなされ、マクロファージに処理されます。**

④限界まで働いた免疫細胞が破裂、蓄積

限界を越えるまで「酸化LDLコレステロール」を食べつくすと、マクロファージは「泡沫細胞《ほうまつさいぼう》」と呼ばれる脂肪のかたまりに変わり、血管壁の内部に蓄積してしまい、やがてコブのように隆起します。

そうやって、血管壁の内側に「コブ（プラーク）」ができていくのです。

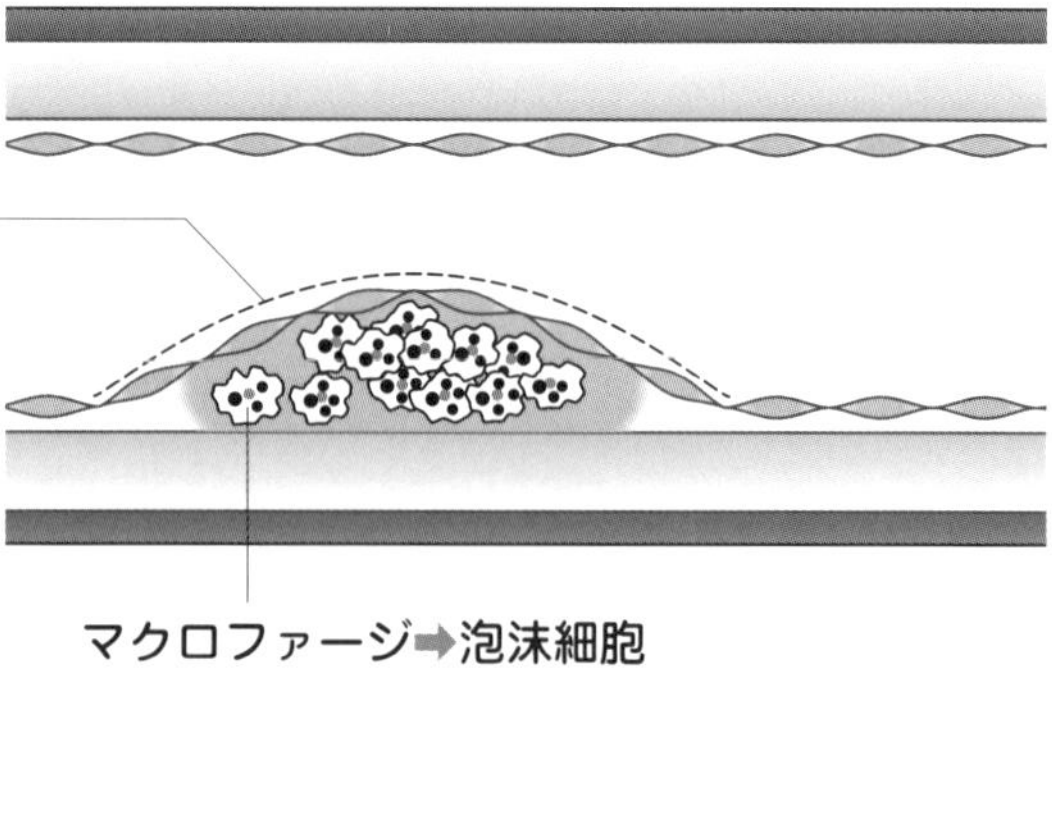

「突然死」を防ぐために知っておきたいこと

一連の流れを見ていくと、「動脈硬化」とは、「血管内皮細胞」が傷つけられたのをきっかけにはじまる**「免疫細胞たちと酸化LDLコレステロールのたたかい」**であることがわかります。「酸化LDLコレステロール」という、体にとっての〝異物〟を排除するための炎症反応が、結果的に動脈硬化を引き起こしているのです。

その最初のきっかけをつくるのが、加齢や高血圧、高血糖、高コレステロールなどです。血管にはたえず血液が流れていますが、流れている血液の勢いが強すぎたり（血圧が高い）、余計な糖やコレステロールが溢れていたりすると（高血糖、高コレステロール）、血管のいちばん内側にある内皮細胞が傷つけられてしまいます。

しかも、それらの原因が取り除かれない限り、内皮細胞の障害は続き、血管壁のくすぶりも続くのです。

高血圧、高血糖、高コレステロールといった要因は、慢性炎症を起こす〝火種〟であるとともに、炎症を続けさせる〝燃料〟でもあるということ。

血管にコブができてもなお燃料を入れ続け、くすぶらせ続けていると、コブは不安定なまま存在し続けます。まるで中華料理の〝小籠包《しょうろんぽう》〟のように、コブの中身はやわらかく、覆っている膜は薄く、傷つきやすい状態です。

そして、なんらかの刺激でコブがやぶれると、出血を止めようとして血液中の血小板が集まり、**「血《けつ》栓《せん》」**という血のかたまりをつくります。

それが大きくなって血液の流れを止めてしまったり、あるいは、血流に乗って別の場所に運ばれ、そこで動脈を詰まらせてしまうこともあります。**そこが心臓の血管だったら「心筋梗塞」を、脳の血管だったら「脳梗塞」を引き起こしてしまう**のです。

血管内皮のちょっとした傷からはじまった炎症が、痛みも違和感もないままだらだらと続き、しまいには心筋梗塞や脳梗塞といった命をも奪う深刻な病気を引き起こす――。まさに、「小さなボヤが大火事に」です。最近は、動脈硬化は「慢性炎症疾患」であるという考えのもと、新しい診断、治療薬の研究・開発が進められています。

腸炎、大腸がん、潰瘍性大腸炎《かいようせいだいちょうえん》、クローン病……

過食や生活習慣の乱れが腸をくすぶらせ、腸の病気も全身の病気も増やす。

あらゆる臓器のなかで腸はもっとも**「炎症しやすい（老化しやすい）臓器」**です。

腸は口から入った食べ物が集まってくると同時に、有害物質などの毒素がもっとも溜まりやすい場所でもあります。

一度にたくさんの食べ物が送り込まれてきたり、あるいは、たびかさなる間食でひっきりなしに食べ物が入ってきたりすると、胃での消化・吸収が追いつかなくなって、充分に消化されないまま、腸に送り込まれてしまいます。

腸内に滞った未消化物は腸内の「悪玉菌」が分解するのですが、そのときに有害な物質やガス「毒素」が出ます。

腸は毒素を「異物」とみなすと、腸壁を守るために、攻撃を始めます。**炎症が起こる**のです。

さらに、**加齢による腸の老化や食べ過ぎ、睡眠不足など生活習慣の乱れ、ストレスなどによって炎症の原因が続くと、慢性炎症につながり、細胞を破壊し、やがて全身の生活習慣病の原因になる**のです。

「腸の慢性炎症」の恐ろしいところは、腸には、**体内の免疫細胞の約7割**が集まっており、当然、免疫機能への影響も大きく、それがアレルギーの原因になったり、腸炎や大腸がんのもとになる可能性があるところです。

また、栄養など体にとって「いいもの」を全身に届けると同時に、「悪いもの」も腸から全身にまわります。

本来、余計なものが腸の壁の内側に入ってこないように「上皮細胞《じょうひさいぼう》」という細胞が密集して守っています。ところが、腸内バランスが乱れて、腸の壁で炎症が起こると、上皮細胞のバリアが崩れ、体によくないものまで内側に通してしまうようになります。

そうすると、腸内で増えてしまった有害物質や、くすぶりで生じた〝火の粉〟(炎症を引き起こすメディエーター)が、腸の壁をすり抜けて血管に入り、全身に飛び火してしまう――。**肝臓、心臓、すい臓、腎臓などさまざまなところへ飛び火し、重大な疾患を引き起こします。**

たとえば、すい臓に飛び火すれば、インスリンの分泌が減少して糖尿病につながりますし、血管がくすぶると、脳梗塞や心筋梗塞といった怖い病気をもたらすというのはすでに説明したとおりです。

それだけでなく、脳の病気やがんなど全身の病気に影響を及ぼすため、「腸の慢性炎症」を防ぐことは「健康の要《かなめ》」といえるのです。

✓ 原因不明のあの難病も……

２０１６年に行われた全国調査では、「潰瘍性大腸炎」患者は20万人、「クローン病」患者は7万人いることがわかりました。以前は、どちらも「まれな病気」といわれていましたが、いまでは決して「まれ」とはいえなくなっています。

「潰瘍性大腸炎」も「クローン病」も、腸の粘膜に慢性の炎症が起こるというのが共通点です。なおかつ、「なぜ炎症が起きるのか」は不明で、どちらも難病に指定されています。

潰瘍性大腸炎やクローン病のように、腸に炎症を起こす病気をまとめて**「炎症性腸疾患」**といいます。

「潰瘍性大腸炎」は、大腸の粘膜にびらん（ただれ）や潰瘍（びらんよりも深い傷）ができる病気です。安倍晋三首相も患っていたということで知った人も多いのではないでしょうか。

下痢や腹痛を伴い、20代という若いうちに発症して、よくなったり悪くなったりを繰り返しながらずっと続くことも多い病気です。

一方、「クローン病」は、若いうちに発症してよくなったり悪くなったりを繰り返しながら続く腸の炎症という点は潰瘍性大腸炎と共通ですが、大腸だけではなく、口から肛門までのすべての消化管に炎症や潰瘍が起こり得るところが違います。

また、潰瘍性大腸炎は腸の粘膜（いちばん内側の層）にびらんや潰瘍ができるのに対し、クローン病は腸管のすべての層に炎症が起こるという違いもあります。

これらの炎症性の腸の病気がなぜこんなにも増えているのか、そもそも何が直接的な原因なのか研究が進められていますが、まだハッキリしていません。

「遺伝的なもの（体質）」「食事やストレスなどの生活習慣」「腸内バランスの乱れ」が複雑に絡み合って発症するものと考えられていますが、日本人の場合は、とくに生活習慣と腸内バランスの乱れの影響が大きいといわれています。

「2：1：7」の健康法則

潰瘍性大腸炎にしてもクローン病にしても、まだハッキリしないことは多いのですが、どちらも、**果物や野菜、食物繊維を多く摂る食生活が発症リスク低下に役立つ**と以前から指摘されています。

最近公表された国内の研究結果でも、**ミカンやイチゴ、こんにゃく、きのこ類**をたくさん食べているほうが、リスクが低くなると報告されました。そのどれもが**食物繊維が豊富**です。

「食物繊維が体にいい」というのはみなさん知ってのとおりですが、もう少し具体的に説明すると、**食物繊維は腸内の「善玉菌」のエサになって、善玉菌を増やし、「悪玉菌」や有害物質を減らしてくれます**。だから「体にいい」のです。

ところで、先ほどから「腸内バランス」という言葉を使っていますが、言い換えれば、腸内細菌の善玉・悪玉バランスのことです。

腸内には100兆から1000兆個もの腸内細菌が棲《す》んでいます。それらは、私たちの体にとっていい働きをする「善玉菌」、よくない働きをする「悪玉菌」、どちらでもない「日和見菌《ひよりみきん》」の3種類に分けられ、**「善玉菌：悪玉菌：日和見菌」の割合は「2：1：7」が理想的**といわれています。

いちばん多いのは善でも悪でもない「日和見菌」ですが（長いものに巻かれるタイプで、多いほうを味方する）、**悪玉菌よりも善玉菌が多いことが「腸内バランスがいい」ということ**なのです。

オクラ、里芋、なめこ……「ネバネバ系食材」が腸を守る！

さて、腸の炎症の病気の話に戻りましょう。

食物繊維が豊富な食べ物をたくさん摂ることで「潰瘍性大腸炎」も「クローン病」も改善されるというのは、腸内バランスがよくなることで、悪玉菌がつくりだす有害物質が減って**「炎症が抑えられるから」**でしょう。悪玉菌が多いと、アンモニアや硫化水素などの体に有害なものが増え、腸をくすぶらせてしまうのです。

身近なところでいえば、「便秘」も腸をくすぶらせる原因になります。出すべきものが出ないと、腸内で便が腐敗して悪玉菌が増え、体に有害な物質が腸内に溜まってしまうからです。

便秘解消にも、ご存知のように食物繊維が大事。とくに、水に溶けるタイプの**「水溶性食物繊維」**を意識して摂りましょう。もうひとつのタイプの「不溶性食物繊維」は、水分を吸収して膨らみ、便のかさを増して腸壁を刺激し、腸の運動を活発にしてくれるのですが、もし、便が詰まっているタイプの便秘だった場合、さらに詰まらせてしまう可能性があります。

オクラや里芋、なめこなどのネバネバ系食材や、こんにゃく、海藻類、アボカド、いちじくなどが、「水溶性食物繊維」が豊富な食材の代表です。

「たかが便秘」と思うかもしれませんが、**「便秘がちな人」は腸だけではなく血管もくすぶらせ、全身をくすぶらせてしまっているかもしれません。**

食物繊維は「善玉菌」のエサになる

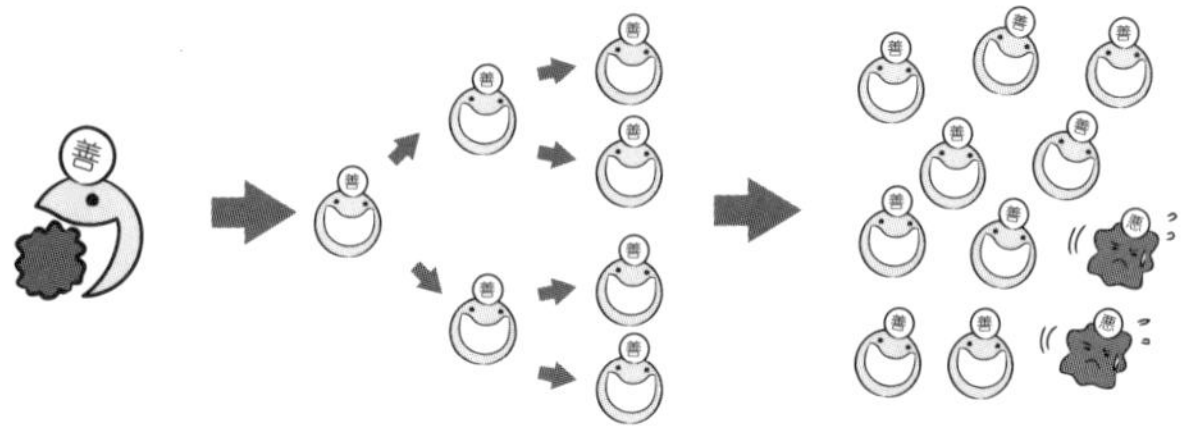

食物繊維は腸内の善玉菌のエサになる

善玉菌が増える

善玉菌は悪玉菌の増殖を抑え、有害物質を減らしてくれる

善玉菌が優勢で腸内環境が整っていると、
血液サラサラ、免疫力アップ、美肌になる、やせるなど
いいことがいっぱい！

理想的な腸内細菌の割合は……

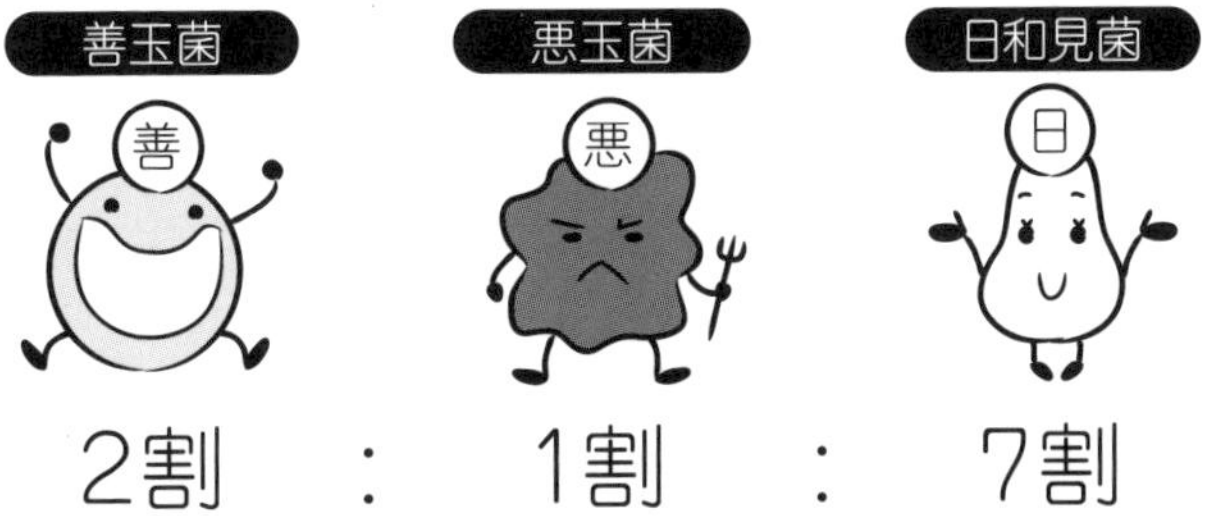

＊日和見菌は、善玉菌が優勢なときには害がありませんが、悪玉菌が優勢になると悪玉菌の味方につくので、善玉菌を優勢にしておくことが大事！

がん

慢性炎症があると、DNAのコピーミスが増え、がん細胞が発生しやすくなる。さらに、DNAが傷つき、遺伝子編集酵素が遺伝子変異を起こしやすくなる。慢性炎症は、がんの発生にも進行にも大きくかかわっている。

「がん」といえば、いわずと知れた日本人の死因でもっとも多い病気です。

2人に1人が生きている間に一度はがんになり、3人に1人はがんで死ぬ。そういわれています。

日本人の国民病とも呼ばれる「がん」も、**「慢性炎症」があるとなりやすく、進行しやすい**ことがわかってきています。

わかりやすいのは、**ピロリ菌が原因で生じる「胃がん」、C型肝炎ウイルス、B型肝炎ウイルスが原因で生じる「肝臓がん」**です。

ピロリ菌に感染していると、ピロリ菌がつくりだすアンモニアが胃酸を中和したり、粘膜を傷つけたりするほか、ピロリ菌が活性酸素や毒素などもつくりだし、**胃の粘膜に炎症を起こします。その炎症が長く続くと胃がんにつながる**ことがよく知られています。

ピロリ菌を除菌すると炎症がおさまって、胃がんにかかるリスクも下がることはいろいろな統計からわかっているので、まさに〝**炎症によってつくられるがん**〟なのです。

肝臓がんも、C型肝炎ウイルスやB型肝炎ウイルスに長い間感染していると、肝臓の細胞に炎症が起こり、それが慢性化すると、肝硬変、肝臓がんと進行していくことがあります。**肝臓がんの原因のおよそ9割が、こうしたウイルス感染による炎症**だといわれています。さらに近年、肥満人口の増加に伴って世界的に急増している非アルコール性脂肪性肝炎（NASH）もまた、脂肪肝からの肝炎によって肝硬変や肝臓がんのリスクとして注目されています。

胃がんや肝臓がんのように「感染→炎症」ではありませんが、炎症を繰り返すことでがんができるものも多くあります。その典型例が、**「食道がん」**です。

食道がんの原因として明確になっているのは、タバコとお酒。

タバコには60種類もの発がん物質が含まれていますし、お酒を飲みすぎると「アセトアルデヒド」（有害物質）が体内に蓄積され、**食道の粘膜を刺激し炎症を起こします。それが繰り返されると、細胞が分裂する過程でがん細胞が生まれやすくなる**のです。

熱い飲み物や食べ物も食道の粘膜で炎症を起こし、食道がんのリスクを上げることが知られていますし、昔は胸焼けと呼ばれていたような「逆流性食道炎（胃酸が食道に上がってきて食道の粘膜に炎症を起こす病気）」も食道がんのリスクを上げるといわれています。

ちなみに、熱いお茶を飲む習慣のある日本や中国、熱いマテ茶を飲む習慣のある南ブラジルやウルグアイでは、食道がんが多いという報告もあります。

がんは細胞の「コピーミス」によって生まれる

ここまで紹介したがんの話は、わかりやすい「炎症→がん」の例です。

ピロリ菌による胃炎や、C型・B型肝炎ウイルスによる肝炎、逆流性食道炎は、〝くすぶり〟というよりも〝火事〟に近い炎症ですが、「くすぶり型の炎症」も長く続くことでがんを増やすことがわかってきています。

じつは、**健康な人の体のなかでも、細胞内のDNAに傷がつき、DNAのコピーミスによって細胞分裂時にがん細胞が生まれています。**

DNAのコピーミスによって〝設計図〟が本来とは変わってしまうと、もともとあった機能が損なわれたり、また、余分な機能が付与されたりしてしまいます。これが原因となってがん化してしまうのです。

ただし、傷ついたＤＮＡを修復するシステムや、できたがん細胞を撃退するシステムもちゃんと備わっていて、体の中では**「がん細胞ができては消える」ということが毎日繰り返されている**のです。

毎日５０００個ものがん細胞ができては消えているという説もあります。

慢性炎症によって体内がくすぶり続けていると、

◎修復システムを上回るほどにＤＮＡに傷がつく
◎繰り返される炎症で細胞分裂の回数が増えてコピーミスを起こしやすくなる
◎免疫システムが疲弊してがん細胞を排除し損ねる

といったことが起こります。そうすると、がん細胞が生まれやすく、消えにくいという状態になってしまうのです。

細胞分裂の回数が増えると、コピーミスの可能性も増える！

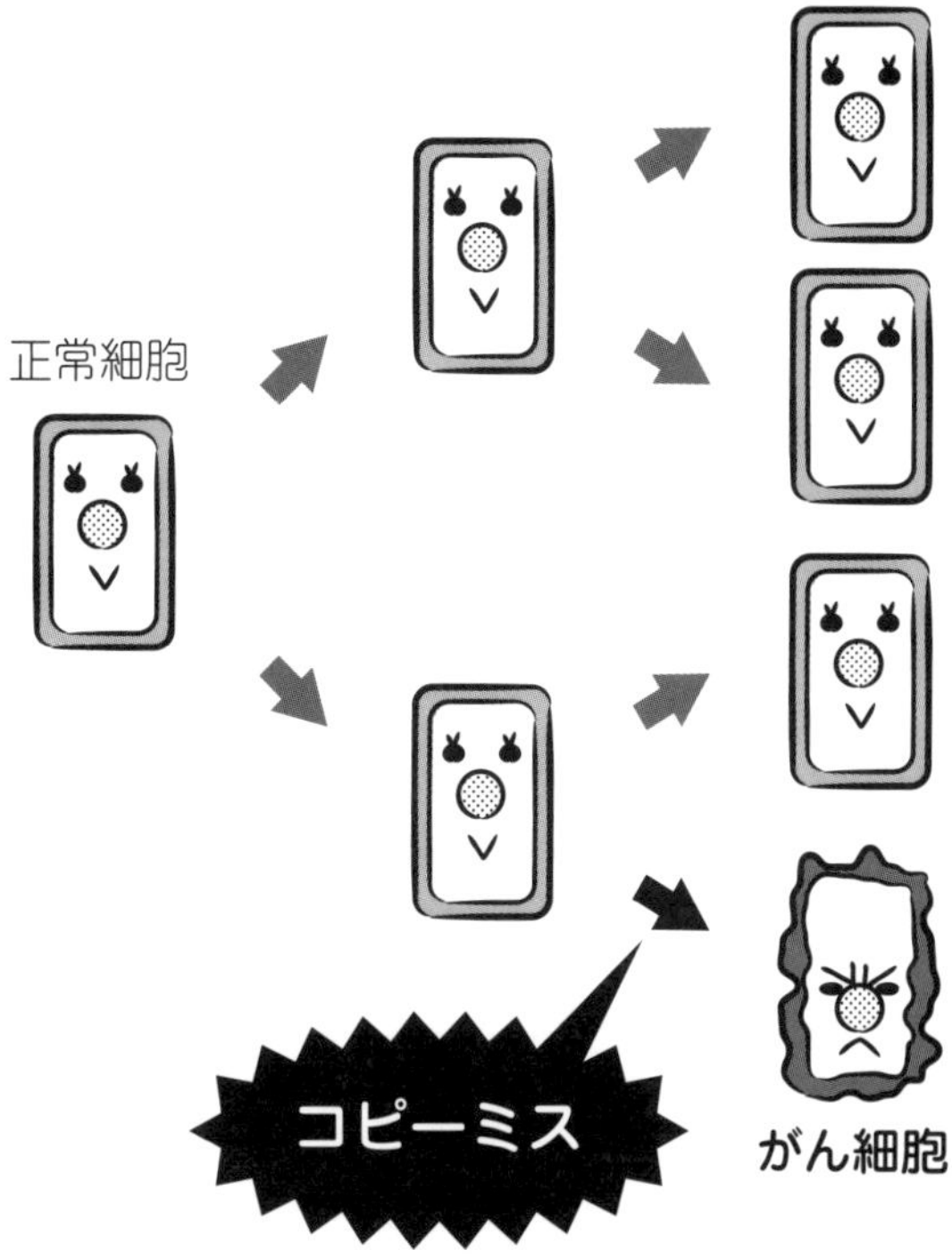

✔ ここまでわかった！「遺伝子編集酵素」——がんのメカニズム

また、くすぶっている現場では、**「活性酸素」**がたくさん生まれます。

活性酸素という言葉は、これまでにも何度か登場しました。酸化力の高い酸素のことです。活性酸素は、免疫細胞たちが体内に侵入してきた異物を攻撃するときの〝武器〟になるなど、一定量は必要なのですが、増え過ぎると、健康な細胞まで傷つけてしまいます。

細胞内のＤＮＡが傷つく原因のひとつも、増え過ぎた「活性酸素」です。

慢性炎症の現場では、くすぶりの原因になる刺激が「活性酸素」を生むほか、有害な刺激を攻撃するために免疫細胞が活性酸素を武器に使います。そのため、多くの「活性酸素」が発生するのです。

さらに、最近わかってきたことがあります。

慢性炎症があると、正常な細胞に**「遺伝子編集酵素」というものが生まれ、遺伝子変異が重なり、がんが生まれやすくなる**のです。

この「遺伝子編集酵素」は、健康な人の場合、免疫細胞のひとつである「B細胞」にのみ現れます。ところが、**くすぶっている現場では、この酵素がつくられてしまうのです。**

マウスの実験では、さらに衝撃的なことも報告されています。

「遺伝子編集酵素」を全身の細胞に現れるようにすると、全例で悪性リンパ腫が発生し、肝臓がん、肺がん、胃がんなども発生したというのです。

がんの発生、進行、転移の裏に慢性炎症あり

ちょっと難しい話になりましたが、**DNAのコピーミスが起こる段階でも、がん細胞が増殖してかたまりをつくる段階でも、がんが転移する段階でも、「慢性炎症」がかかわっている**ことがわかってきています。

つまり、「がんの発生」にも、「がんの進行」にも、慢性炎症はかかわっているということです。

ということは、**がんになる前も、がんになってからも、くすぶりを抑えることが大**

切なのです。

じつは、解熱鎮痛剤《げねつちんつうざい》として使われる「アスピリン」を服用している人は、がんの発症リスクが低いという報告も複数出ています。アスピリンは炎症を鎮めることで、痛みを抑え、熱を下げるという薬です。

国内でも、国立がんセンターなどによる共同研究で、大腸がんに進行する可能性の高い大腸ポリープを摘出した患者さんに2年間、低用量アスピリンを飲んでもらったところ、大腸ポリープの再発リスクが40％ほど下がったことが報告されています。

こう説明すると、「抗炎症作用のある薬を飲み続ければいいの?」と思うかもしれませんが、そうではありません。薬には必ず副作用があります。アスピリンも、気管支ぜんそくの憎悪や胃腸障害、出血などの副作用が報告されています。

薬に頼るのではなく、生活のなかでいかにくすぶりを抑えるかが大切です。

うつ

ストレスが長引くと脳でも慢性炎症が起こり、幸せホルモン「セロトニン」が減る。神経細胞もダメージを受けて、うつ病を引き起こす。

うつと慢性炎症──。

「さすがにそれは関係ないでしょう？」と思うかもしれませんが、**うつ病も、脳の炎症がかかわっている**ことが近年報告されています。

「なぜ、うつ病になるのか？」は、これまで**「モノアミン仮説」**というものが主流でした。

モノアミンとは、「セロトニン」「ドーパミン」「アドレナリン」「ノルアドレナリン」といった**「神経伝達物質」**のこと。**神経細胞から神経細胞へ情報を伝えるときの〝メッセンジャー〟**のような役割です。

脳内で「モノアミン」が不足しているため、神経細胞間の情報伝達がスムーズにいかなくなって、うつ病を発症する――。

これが、「モノアミン仮説」です。

特に、うつ病の人は「セロトニン」と「ノルアドレナリン」が少なくなっているといわれています。セロトニンもノルアドレナリンも、**感情にかかわる〝メッセンジャー〟**です。

「セロトニン」は、起きている間にたくさん分泌され、頭をスッキリとし心のバランスを整えてくれます。

「ノルアドレナリン」は、意欲や集中力、緊張感を高めるメッセンジャーで、ストレスに反応してたくさん分泌されます。

セロトニン、ノルアドレナリンが不足すると、**ぼーっとしたり心が不安定になったり意欲が低下したりと、抑うつ状態になりやすくなる**のです。そのため、うつ病の薬は、これらを増やす働きをするものが使われてきました。

たとえば、現在もっとも使われている抗うつ薬のひとつである「SSRI」は、正式名称を「選択的セロトニン再取り込み阻害薬」といいます。名前のとおり、**セロトニンが吸収・分解されるのを防ぐことで脳内のセロトニンの量を増やそう**という薬です。

同じように、新しい抗うつ薬である「NaSSA（ノルアドレナリン・セロトニン作動性抗うつ薬）」も、ノルアドレナリンとセロトニンの分泌を増やす働きを持った薬です。

ただ、この「モノアミン仮説」は、あくまでも「仮説」であって、「なぜ、うつ病になるのか」は、じつはいまだはっきりしていません。

そもそも「SSRI」などの薬を飲むと、セロトニンはすぐに増えるのに、全員がうつ病がよくなるわけではない、よくなる人もすぐに効果が出るわけではなく、数週間のタイムラグがあるということが以前から指摘されていました。

そんななか、注目されているのが、

長引くストレスが脳に炎症を起こし、うつ病を引き起こしているのではないか

という**「慢性炎症仮説」**です。

✔「セロトニン」が不足する本当の理由

「くすぶり型の炎症」は、脳内でも起こります。

うつ病の患者さん、とくに重症のうつ病の患者さんは、第1章で紹介した「CRP」（50ページ）をはじめ、**体内の炎症レベルを表す値が高い**というデータもあります。

体内のくすぶりやストレスによって「炎症を引き起こすメディエーター」が増えると、まず、**神経細胞の情報送信部が集まっている「白質《はくしつ》」という部分が障害を受けます。そのため、セロトニンやノルアドレナリンといった「神経伝達物質（メッセンジャー）」の働きも悪くなってしまう**のです。

なおかつ、セロトニンの原材料である「トリプトファン」というアミノ酸は、セロトニン以外のものの合成にも使われるのですが、「炎症性のメディエーター」は、セロトニン以外がつくられるほうへ導いてしまいます。

また、セロトニンの取り込み（吸収・分解）を後押しすることもわかっています。

つまり、**「炎症を引き起こすメディエーター」が増えると、セロトニンは少なくなる**ということです。

おさらいすると、

◎慢性炎症があると、「セロトニン」や「ノルアドレナリン」の働きが悪くなる

◎慢性炎症があると、セロトニンは不足する

これまでいわれていた「モノアミン仮説」とも矛盾していませんよね。

ただ、セロトニンやノルアドレナリンといったメッセンジャーが不足することはおもとの原因ではなく、途中経過だったということ。

「慢性炎症」のほうが先にあって、セロトニンやノルアドレナリン不足を招き、うつ病を引き起こしていたわけです。

✔ストレスが脳細胞を破壊する

もうひとつ、最近わかってきたことがあります。

これまでうつ病のような気分障害は、脳の働き（感情にかかわる情報伝達など）が損なわれるタイプの心の病気であって、脳に物理的なダメージ（障害）が生じるわけではないと考えられていました。ところが、最近、**うつ病の人の脳にも物理的な障害がある**ことがわかってきたのです。

その裏にも、「慢性炎症」が潜んでいます。

ストレスになるようなことが起こると、「炎症を起こせー！」と伝えるメディエーターが増えるのですが、その一方で、**ストレスに対抗するために「コルチゾール」などの「ストレスホルモン」が分泌され、炎症を抑えるよう働きます。**

ところが、ストレスが長引いて、「くすぶり型の炎症」がだらだらと続いていると、ストレスホルモンも出続け、過剰になってしまうのです。

「炎症を抑えてくれる存在なのだからたくさん出てもいいのでは？」と思うかもしれません。

ところが、**ストレスホルモンは過剰になると、「活性酸素」を増やし、脳の神経細胞を死滅させてしまう**のです。

ストレスが続くと、心も体も疲れますが、それだけでなく脳がむしばまれていると思うと、おそろしいですね。

なかでも**とくにダメージを受けるのが、「海馬」や「扁桃体」**です。

「海馬」といえば記憶を司る部分として有名ですが、感情にもかかわっています。**海馬も扁桃体も、感情にかかわる部分で、うつ病と深く関係している**のです。

その海馬と扁桃体が、うつ病の患者さんの脳では萎縮していることが多数報告されています。

これまでうつ病の治療といえば、抗うつ薬を飲んでセロトニンやノルアドレナリンなどを増やすというのが主流でしたが、その上流に「慢性炎症」があることがわかってきたいま、うつ病治療でも「抗炎症」が注目されはじめています。

うつ病の原因の原因に「慢性炎症」がある！

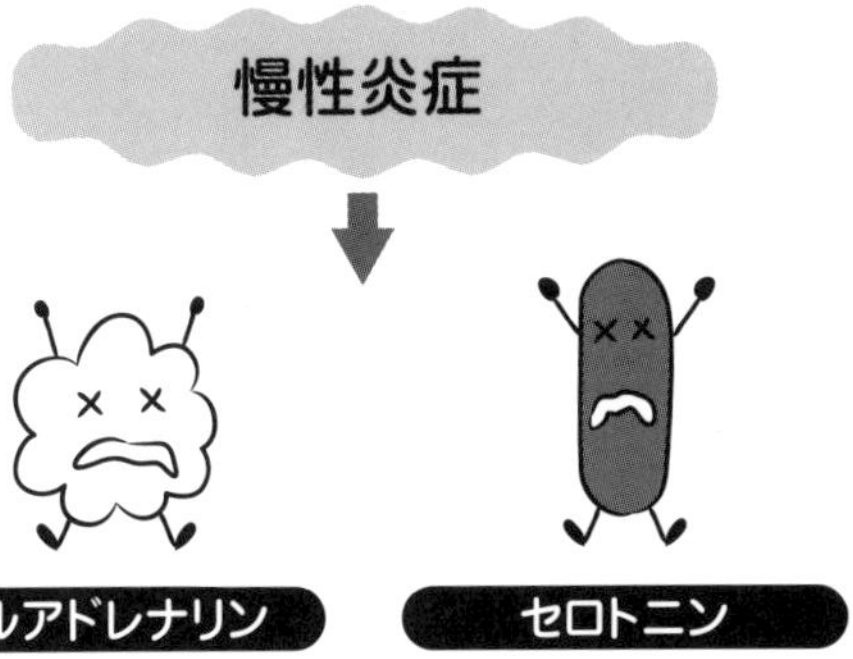

セロトニン、ノルアドレナリンの働きが悪くなって抑うつ状態に

＋

ストレスが長引くと、「ストレスホルモン」が過剰になり、
「活性酸素」が増える

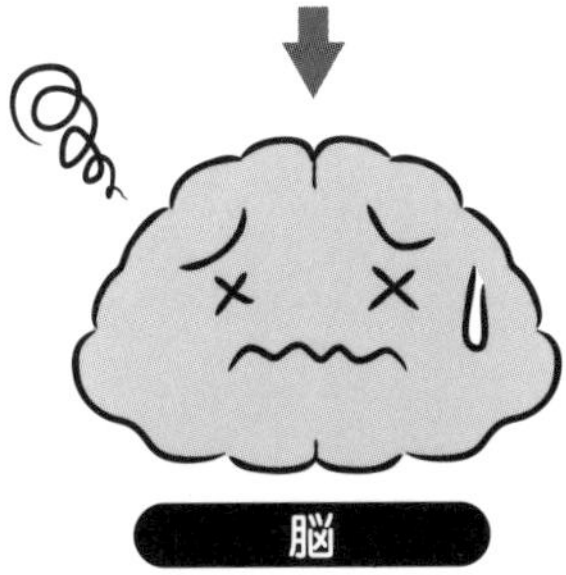

「海馬」や「扁桃体」にダメージが起こる

認知症

アミロイドβ《ベータ》の蓄積が弱い炎症をつくり、炎症が続くと神経細胞を死滅させてしまう。その結果、脳が萎縮して認知症に。

ストレスが慢性化して脳内でくすぶりがだらだら続いていると、「ストレスホルモン」が過剰に出続けて脳の神経細胞を殺してしまうため、うつ病の人の脳では萎縮が見られる――と、先ほど書きました。

脳の萎縮といえば、思い出す病気がありませんか?

そう、**「認知症」**です。

認知症とは、なんらかの脳の病気のために神経細胞が死んでしまって、脳が萎縮し、脳の働きが低下した状態のこと。原因となる病気によっていくつかのタイプがありますが、もっとも多いのが、「アルツハイマー病」が原因の**「アルツハイマー型認知症」**です。

「アルツハイマー型認知症」も、脳の神経細胞が死んでしまって脳が萎縮することで生じるのですが、その原因は、これまで**「アミロイドβ」**と呼ばれるタンパク質だと考えられてきました。

「アミロイドβ」という言葉、みなさんもどこかで耳にしたことがあるのではないでしょうか？

不要なタンパク質である「アミロイドβ」が脳内で溜まっていくと、まわりの神経細胞が壊れ、脳が萎縮していく——。そういわれていましたが、最近では、「アミロイドβ」は本当の原因とはいえないのではないか、と考えられるようになってきています。

なぜなら、ひとつには、**脳内に「アミロイドβ」が蓄積すれば必ず認知症を発症するわけではない**からです。「アミロイドβ」が蓄積していても、認知症にならない人もいます。

では、本当の原因は何なのかというと、注目されているのはやっぱり「炎症」です。脳内にアミロイドβが蓄積されると、弱い炎症が起こります。**その炎症が長年続くこと**がアルツハイマー病の原因では――。そう考えられつつあります。

✓「脳神経細胞の生まれ変わり」を邪魔する慢性炎症

脳の神経細胞の数は、子どもの頃がピークでその後は加齢とともに減っていくのみと、以前は考えられていました。

ところが、うれしいことに、最近の脳の研究で、いくつになっても新しい神経細胞は生まれることがわかっています。**海馬などの脳の特定領域には、「神経幹細胞」というものがあり、新たな神経細胞を生み出している**のです。

このことを、医学用語では「**神《しん》経《けい》新《しん》生《せい》**」といいます。

年を取るにつれて脳が萎縮するだけではなく、新しい神経細胞も生み出されているというのは、とてもうれしい話ですよね。

とくに海馬といえば、記憶や感情にかかわる部分で、認知症やうつ病に深く関係しています。その部分で、新しい神経細胞が生まれ続けているというのは、心強い限りです。

ところが、**脳内にくすぶりがあると、この「神経新生」を邪魔してしまう**こともわかってきました。

せっかく脳は、新しい神経細胞をつくりだす力を持っているのに、慢性炎症があると、それがスムーズにいかなくなるなんて、もったいないと思いませんか？

これまで、

◎うつ病になったことがある人はアルツハイマー病になりやすい
◎とくにうつ病の再発を繰り返した人ほど認知症になりやすい

◎歯周病の人は認知症になりやすい
◎糖尿病の人は認知症になりやすい

といったことが、いろいろな研究結果から報告されていました。

すべてのベースに「慢性炎症」があります。そう考えると、これらの病気が脳に〝飛び火〟して認知症のリスクを上げるのは当然のことでしょう。

逆に、非ステロイド系消炎鎮痛剤（抗炎症薬）を日頃から服用している人はアルツハイマー病を発症する割合が少ないということも、多数報告されています。


いま、認知症の治療では、4種類の薬が使われています。ただ、いずれの薬も認知症を〝治す〟ものではなく、認知症の〝進行を遅らせる〟ものという位置づけです。

炎症が根本的な原因であれば、「くすぶり型の炎症」を抑えることで、今後、認知症の治療や予防が可能になってくるかもしれません。

アトピー性皮膚炎

アレルギー体質とバリア機能の低下で炎症を起こしやすくなっている皮膚に、ストレス、かゆみという〝燃料〟が加わってくすぶり続けるのがアトピー性皮膚炎。


アトピー性皮膚炎の患者さんは増えています。

厚生労働省が公表している「平成26年患者調査」によると、アトピー性皮膚炎の患者さんは全国に45万6000人ほどいるそうです。

私は1962年生まれですが、私が子どもの頃には、アトピーを持っている子は同学年に1人か2人という印象でした。ところがいまは、アトピーや乾燥肌など、肌にトラブルを抱えている子どもは本当に多い。

なおかつ、アトピーといえば、「子どもに多く、大人になったら自然に治る病気」というイメージはありませんか？

ところが最近では大人のアトピーが増えています。大人になっても治らなかったり、あるいは大人になってから再発、発症したり、特に、30代、40代のアトピー持ちの人が以前に比べてずいぶん増えています。


アトピー性皮膚炎と「炎」という文字が入っていることからもわかるように、アトピーも、「慢性炎症」が原因の病気です。

かゆみを伴う湿疹がよくなったり悪くなったりを繰り返す、治りにくい皮膚の病気と定義されていますが、そもそも**「湿疹」自体が肌にできる炎症**です。

皮膚というのは、外側から**「表皮《ひょうひ》」「真皮《しんぴ》」「皮下組織」の3層構造**になっています。

炎症の例として紹介した「蚊に刺されて腫れる」というのは、いちばん外側を覆っている表皮の炎症です。

もう少し詳しく説明すると、蚊に刺された（蚊の唾液が入った）という刺激を受けると、**「マスト細胞（肥満細胞とも呼ばれます）」**が細胞内に貯蔵していた**「ヒスタミン」**などのメディエーターをばらまき、「炎症を起こせー！」と命令を出します。

この命令を受けて、表皮で炎症が起こるとともに、脳には「かゆみ」が伝わります。

かゆみというのは、やっかいです。かゆくてかいたら表皮を傷つけてさらに炎症を起こし、皮膚炎を悪化させて、さらなるかゆみを引き起こす――と、かゆみのループにはまってしまいやすいのです。

ただ、かいたらいけないとわかっていても、かかずにはいられないもの。それは、かゆい部分をかくと、脳の「報酬系」と呼ばれる部分が働くからです。かゆいときにかゆい部分をかくと、脳は快感を得るわけです。

だから、頭では「かいてはいけない」とわかっていても、ついかいてしまい、かゆみのループにはまってしまうのです。

✔「アレルギー体質」と「バリア機能の低下」

アトピー性皮膚炎は、もう少し複雑です。

アトピー性皮膚炎の人は次の2つの状態を持っているといわれます。

ひとつは、**「皮膚のバリア機能が低下している」**状態。

もうひとつは、**「刺激に対して過敏になっている」**状態。いわゆる**「アレルギー体質」**です。

ひとつめの「皮膚のバリア機能」のことから説明しましょう。

皮膚は、体の外から異物が入ってくるのを防ぐとともに、体内の水分などが失われるのを守る〝バリア〟の役割を果たしています。

ところが、**バリア機能が低下していると、異物が体内に入ってきやすい状態になってしまい、炎症を起こしやすい**のです。

しかも、皮膚の表面のバリア機能が弱まっていると、体というのはかしこいもので、敵の侵入に対する見張りを強めるために、普段なら表皮と真皮の境目あたりまでしか伸びていない神経が、ぐっと頭を伸ばし、表皮のほうまで伸びてきます。つまり、**刺激に対してより敏感になる**ので、やっぱり炎症を起こしやすくなるのです。

冬場、肌が乾燥すると、かゆくなることがありませんか？

それは、皮膚のバリア機能が弱まっていて、前述のような二重の意味で炎症を起こしやすくなっているからです。

もうひとつの「アレルギー体質」のほうはというと、簡単にいえば、いろいろなものに対して**「抗体」をつくりやすい体質**ということです。

私たちの体は、害になるようなものが入ってきたら、それに対応する「抗体」をつくって敵を攻撃します。ダニアレルギーの人はダニに対する抗体が多くつくられていますし、猫アレルギーの人は猫の毛に対する抗体が多くつくられています。

そして、**アレルギー体質の人は、いろいろなものに対する抗体が他の人よりも多い傾向がある**のです。

アトピー性皮膚炎の人というのは、**もともとの体質的にいろいろなものに抗体をつくって攻撃しやすい上に、バリア機能が低下して敵も侵入しやすく、それを神経が過敏に察知しやすくなっている**ので、炎症を繰り返しやすくなっているのです。

「かゆみのループ」から抜け出すには？

しかも、アトピーはストレスがあるとかゆみが増したり、かゆいとストレスが増えたり、さらに、かゆくてかいたら炎症が悪化してさらなるかゆみを増したり、いろいろな要因が複雑に絡み合って炎症を繰り返しやすいといわれています。

では、かゆみのループから抜け出して、アトピーを改善するにはどうしたらいいのでしょうか。

かゆみのループを断ち切るために、皮膚科で処方されたステロイドなどの軟膏を塗って炎症を抑えることも必要でしょう。ただ、これは症状を抑えるための対症療法です。

根本的な対策を考えると、ひとつは、**弱まったバリア機能を補強するためにしっか**

アトピー性皮膚炎の皮膚は敵が侵入しやすく敏感！

●健康な皮膚

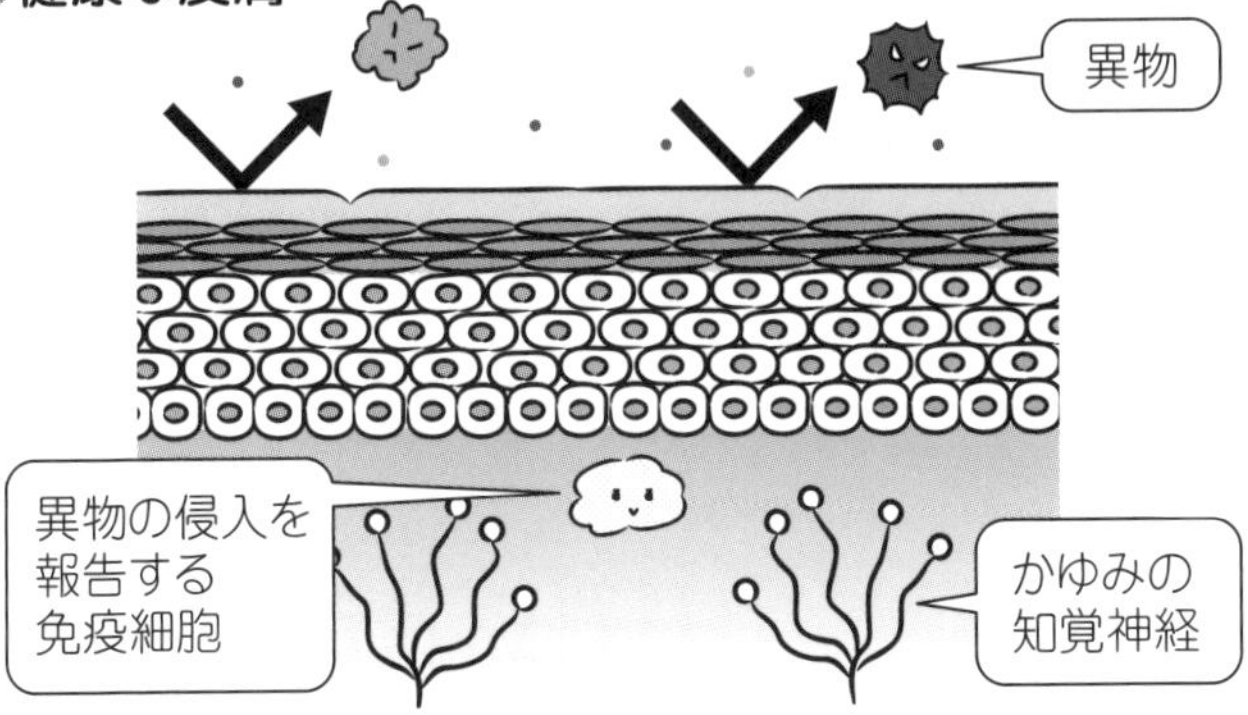

●アトピー性皮膚炎の皮膚

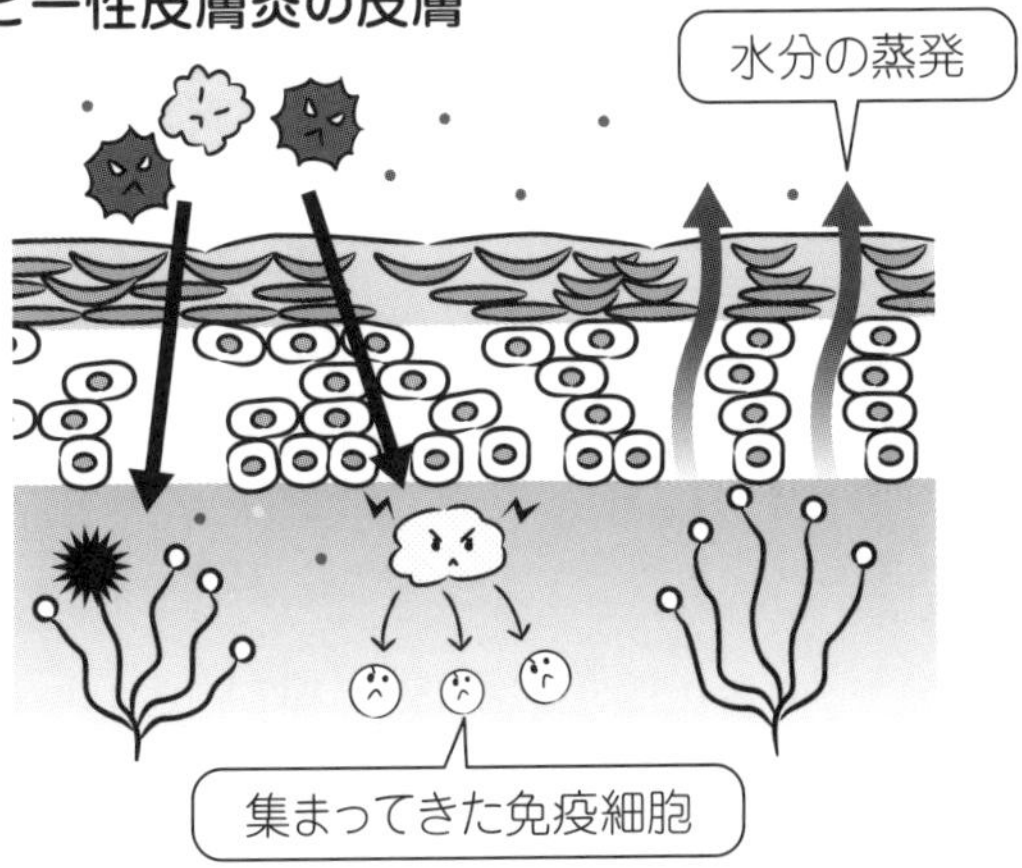

り保湿することが大切。

もうひとつは、どんなものにアレルギー反応を起こすのかを調べて、その原因となるもの（アレルゲン）に触れないようにすることですが、アレルゲンを生活のなかからすべて取り除けるかというと、難しいでしょう。

そこで大事なのが、**炎症が起こりにくいような体質に変えていくこと**です。

その方法については第3章以降で説明しますが、**体内の炎症を抑えることで肌の炎症も抑えられる**ことが多々あります。

花粉症

花粉症は、〝くすぶり体質〟によって生まれる鼻と目の粘膜の炎症。〝くすぶり〟をなくすと症状が和らぐ。

花粉症も最近多いですね。スギ花粉が多く飛ぶシーズンになると、「花粉症ですか？」という会話が定番の挨拶のようになっているほど。

いまや日本人の4人に1人が花粉症といわれています。

耳鼻咽喉科医とその家族を対象にした全国調査では、スギ花粉症を持つ人は1998年調査では16・2％でしたが、10年後の2008年には26・5％に。10年間で1割も増えていました。

花粉症の症状といえば、くしゃみ、鼻水、鼻づまり、目のかゆみ、目の充血が典型的ですが、どれも炎症の結果、生じる症状です。

くしゃみ、鼻水は、鼻に入ってきた花粉を外に出そうとする反応。

鼻づまりは、鼻の粘膜の腫れ。

目のかゆみ・充血は、目に入ってきた花粉に反応して起こる反応。

もう少し詳しく説明すると、花粉が鼻や目に入ってきて粘膜にくっつくと、免疫細胞のなかの〝見張り番〟である「マクロファージ」が「異物」とみなし、ほかの免疫細胞に情報を渡し、「抗体」がつくられます。

この「抗体」が鼻や目の粘膜にある「マスト細胞」の表面にピタッとくっつくのですが、花粉が入ってくるたびに同じことが繰り返されるのでだんだん「抗体がくっついたマスト細胞」が増えていきます。

そしてある一定量になると、攻撃準備が整って、**花粉が入ってくるたびにマスト細**

胞が「ヒスタミン」や「ロイコトリエン」といった炎症を引き起こすメディエーターを放つようになるのです。

これを「感作《かんさ》が成立する」といいます。

いわば、花粉症は鼻と目の粘膜の炎症であって、起こっていることはすでに紹介したアトピー性皮膚炎の炎症と基本的には同じです。

朗報！　薬を使わないで「花粉症から解放される」方法

花粉症の治療は、これまではくしゃみ、鼻水、目のかゆみといった症状を抑えるための対症療法が基本でした。

抗ヒスタミン薬や抗ロイコトリエン薬など、「炎症を起こせー！」という指令を伝えるメディエーター（ヒスタミンやロイコトリエン）の働きを抑える薬や、メディエーター遊離抑制薬といって〝指令〟が出されるのを防ぐ薬が使われてきましたが、最近、花粉症を根本的に治すための治療もはじまっています。
それが、「舌下免疫療法《ぜっかめんえきりょうほう》」です。

花粉のエキスを舌の下にたらして、2分ほど待ったあと飲み込むということを1日1回、毎日繰り返すという治療法。体が花粉を「異物」ととらえて攻撃を仕掛けてしまうのであれば、毎日ちょっとずつたらして、慣らしてしまおうという戦法です。

2014年に「シダトレン」という薬が保険適応になって話題になったので、知っている人も多いでしょう。たしかに花粉症がすっかり治る可能性のある画期的な治療法なのですが、いかんせん、とても根気がいるのです。

花粉が飛んでいないシーズンも含めて毎日投与しなければならないうえ、定期的な通院も必要ですし、はっきりとした効果を期待するには最低でも2年以上の継続が必要といわれています。

舌下免疫療法もいいのですが、私は、その前に自分でできることがまだまだあると思っています。花粉症も炎症ですから、**炎症が起こりにくいように体質改善することで花粉症の症状も和らぐ**のです。

私のクリニックにいらっしゃる患者さんにはいつもそうお伝えしていて、実際、クリニックに通院されている花粉症患者さんのおよそ半数が、症状が軽くなっています。なかには、すっかりよくなって、薬もいらなくなった人もいるほど。

では、体質を改善するために具体的に何に気をつけてもらっているのかというと、食事です。特に、油の摂り方。

「なぜいいのか」は第4章で詳しく説明しますが、EPA、DHAを多く含む魚の油を意識的にたくさん摂ってもらうとともに、炎症を生じやすくするアラキドン酸の元となるサラダ油の主成分であるリノール酸の摂取をできるだけひかえてもらうようにすると、花粉症もよくなることが多いのです。

気管支ぜんそく

気道を広げる治療から気管支の炎症を抑える治療に変わったら、ぜんそくで亡くなる人は激減した。

花粉症は鼻や目の粘膜の炎症だと書きましたが、鼻の炎症（鼻炎）と深いかかわりがあるのが、「気管支ぜんそく」です。

ぜんそくは漢字では「喘息」と書きますね。これは、「息を求めて喘ぐような呼吸」になることに由来しています。咳が長く続く、息をするときに「ゼイゼイ」「ヒューヒュー」といった音がするというのが、「気管支ぜんそく」の典型的な症状です。

さて、鼻炎と気管支ぜんそくは深いかかわりがあるという話に戻ると、気管支ぜんそくの患者さんの6~8割は鼻炎も持っていて、鼻炎の患者さんの2~3割はぜんそくも持っているというように、両方にかかっている人がとても多いのです。そのことは以前からいわれていました。

そして最近では、**「one airway, one disease」**という言葉が使われています。「airway」は空気の通り道、つまり気道のこと。鼻も気管支も、肺につながる空気の通り道（気道）であって、**鼻炎も気管支ぜんそくもひとつの病気としてとらえよう**、という考え方です。

鼻炎と気管支ぜんそくは、単に「同じ気道の病気」というだけではありません。ひとくくりにされているのは、**「同じ気道の炎症の病気」**だからです。

気管支ぜんそくも、慢性炎症が原因の病気なのです。

鼻炎と気管支ぜんそくは両方持っている患者さんが多いということに加え、鼻炎が

気管支ぜんそくを引き起こす原因となること、鼻炎の治療をすると気管支ぜんそくもよくなることが知られてきています。

鼻の粘膜で炎症が起こっていると、炎症を引き起こすメディエーターがたくさん放出され、それらが気道をくだって気管支にまで届いたり、血管を介して気管支や肺にまで到達したりして、そこで炎症を起こすことが気管支ぜんそくの一因と考えられています。火の粉が飛んだ先でボヤを起こすようなイメージです。

✓ 炎症に気づいたら救える命が増えた!

プロローグでも簡単に述べましたが、いまでは気管支ぜんそくは「気管支の炎症が続く病気」「慢性炎症が原因」ととらえられるようになり、治療法もガラリと変わりました。

病気のベースにある「慢性炎症」の存在に気づいたことで、病気に対するアプローチが変わり、根本的な治療ができるようになり、たくさんの命を救えるようになった。その第一の例が、ぜんそくです。

ただ、**ぜんそくで亡くなる人こそ減っていますが、患者数は増えています。**原因はハッキリとはわかっていませんが、体内をくすぶらせている人が増えていることと無関係ではないでしょう。

炎症に注目することで、副作用は少なく、より病気の本体に迫るような治療ができるようになりましたが、そもそも慢性炎症がぜんそくを引き起こしているのであれば、くすぶりが続く原因をひとつでも減らしていくことこそが、もっとも大事なことだと思いませんか？

第3章

「肥満」は炎症の〝温床〟

「第三の脂肪」があなたの寿命を短くする

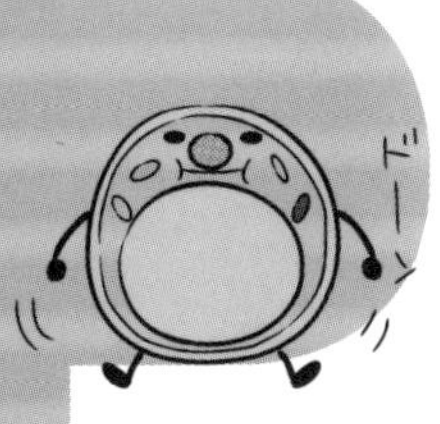

太れば太るほど、くすぶりは進む

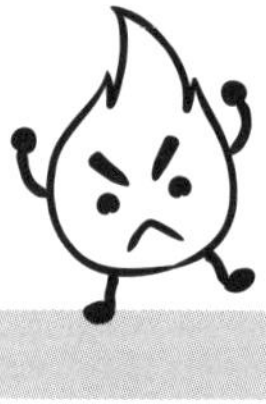

ポッコリお腹「リンゴ型体型」が一番危ない！

ここまで、「くすぶり型の炎症」がいかに全身の病気と深くかかわっているか、ということを説明してきました。この章から、「慢性炎症」を引き起こす原因とともに、解決策について説明していきましょう。

そこで、避けては通れないのが、**「肥満」**の話です。

結論から先にお伝えすると、**肥満が進めば進むほど、体のなかではくすぶりが進みます。**

過食や運動不足で脂肪が燃えない生活をしている人ほど、くすぶり（慢性炎症）という意味では燃えている。ぷすぷすとくすぶり続けているような状態です。

最近、体重計に乗りましたか？

もしかしたら、「体重が増えた」と感じている人ほど、現実を直視するのが怖くて体重計を避けているかもしれません。

肥満の判定基準は、日本では「ＢＭＩが25以上」となっています。

ＢＭＩとは「Body Mass Index」の略で、日本語では「体格指数」といい、次のような計算式で得られます。

ＢＭＩ＝体重（kg）÷身長（m）÷身長（m）

いま、20歳以上の男性の３割、女性の２割が「肥満」と判定されています。女性の場合、20代、30代はやせている人が多いのですが、40代から、「ＢＭＩ25以上」の人が増える傾向があります。

ＢＭＩを計算して25を超えていたら、たとえ健康診断の結果では「異常なし」でもくすぶりが隠れていると思ってください。

さらに、お腹まわり（腹囲）を測って、

●肥満度分類

BMI	判定
18.5未満	低体重
18.5～25未満	普通体重
25～30未満	肥満（1度）
30～35未満	肥満（2度）
35～40未満※	肥満（3度）
40以上※	肥満（4度）

※ BMI35以上を「高度肥満」と定義
『日本肥満学会』

◎男性　85センチ以上
◎女性　90センチ以上

だと、**「内臓脂肪型肥満」**が疑われます。

理由はあとから詳しく説明しますが、くすぶりやすいのは皮下脂肪が多いタイプではなく、**内臓脂肪が多いタイプの肥満**です。

いわゆる「リンゴ型」といわれるような、お腹がポッコリ出たようなタイプで、正確には、腹囲のCT検査で内臓脂肪が100㎠以上あると、「内臓脂肪型肥満」と判定されます。

まずは、体重計に乗って、現状を知ることが体内のくすぶりをなくす第一歩です！

太っている人の「脂肪細胞」は、
ぎゅうぎゅうの
〝満員電車状態〟になっている

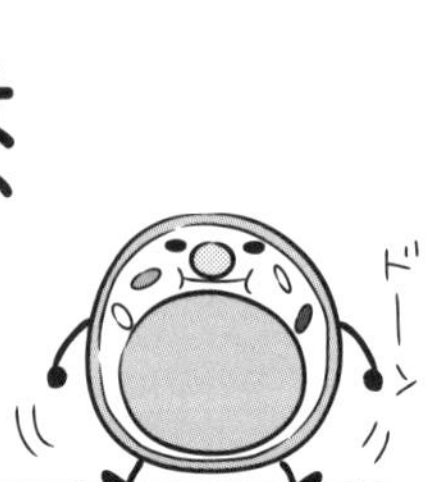

☑ 増えた脂肪はどこへいく？

ところで、「太る」とはどういうことでしょうか？
体重が増える、もっといえば「体脂肪」が増えるということですね。
では、**「増えた脂肪はどこにいく」**のでしょう？

糖質も、タンパク質も、脂質も、食べ過ぎて余ると、**「脂肪細胞」に取り込まれて「中性脂肪」として蓄えられます。**

脂肪を取り込んで蓄えているのは、**「白色脂肪細胞」**という、白くてまんまるい形をした細胞です。**細胞内に「脂肪滴《しぼうてき》」という油のかたまりを持っていて、脂肪を取り込むと、その脂肪滴がどんどん膨らんでいく**のです。

白色脂肪細胞は、通常は、直径0・08㎜ほどの球形ですが、脂肪を取り込んで脂肪滴がパンパンに膨らむと、細胞全体が限界まで膨らんでいきます。直径は約1・3倍ほどに、そして体積は約2・2倍ほどに膨らみます。

この白色脂肪細胞は、全身のあらゆるところにあります。その数は、普通の体型の人で、250億個~300億個ほど。なかでも多いのが、下腹部やお尻、太もも、二の腕、背中、内臓のまわりなどです。つまりは、**「白色脂肪細胞がたくさんあるところ=太りやすいところ」**なのです。

全身に300億個もある白色脂肪細胞が、余った脂肪を取り込んで全部パンパンに膨らんだら――。悲鳴が聞こえてきそうな気がします。

しかも、「白色脂肪細胞」は、普通はまんまるい形をしていますが、一つひとつが大きくなっていったら、ぎゅうぎゅうの満員電車内のようなもので、細胞と細胞の間にすき間がなくなり、隣り合う細胞同士が押し合って多面体になります。

それでもまだ好きなだけ食べて体は動かさないという生活を続けていたら、いまある白色脂肪細胞だけでは脂肪を取り込めなくなってしまって、**新しい脂肪細胞がつくられて脂肪を溜め込んでいく**のです。太っている人の白色脂肪細胞は、800億個にもなるといわれています。

一つひとつの脂肪細胞がパンパンに膨れるだけではなく、数も増える。これが、「太った」ときに体内で起こっていることです。

普通の人と太っている人の「白色脂肪細胞」の違い

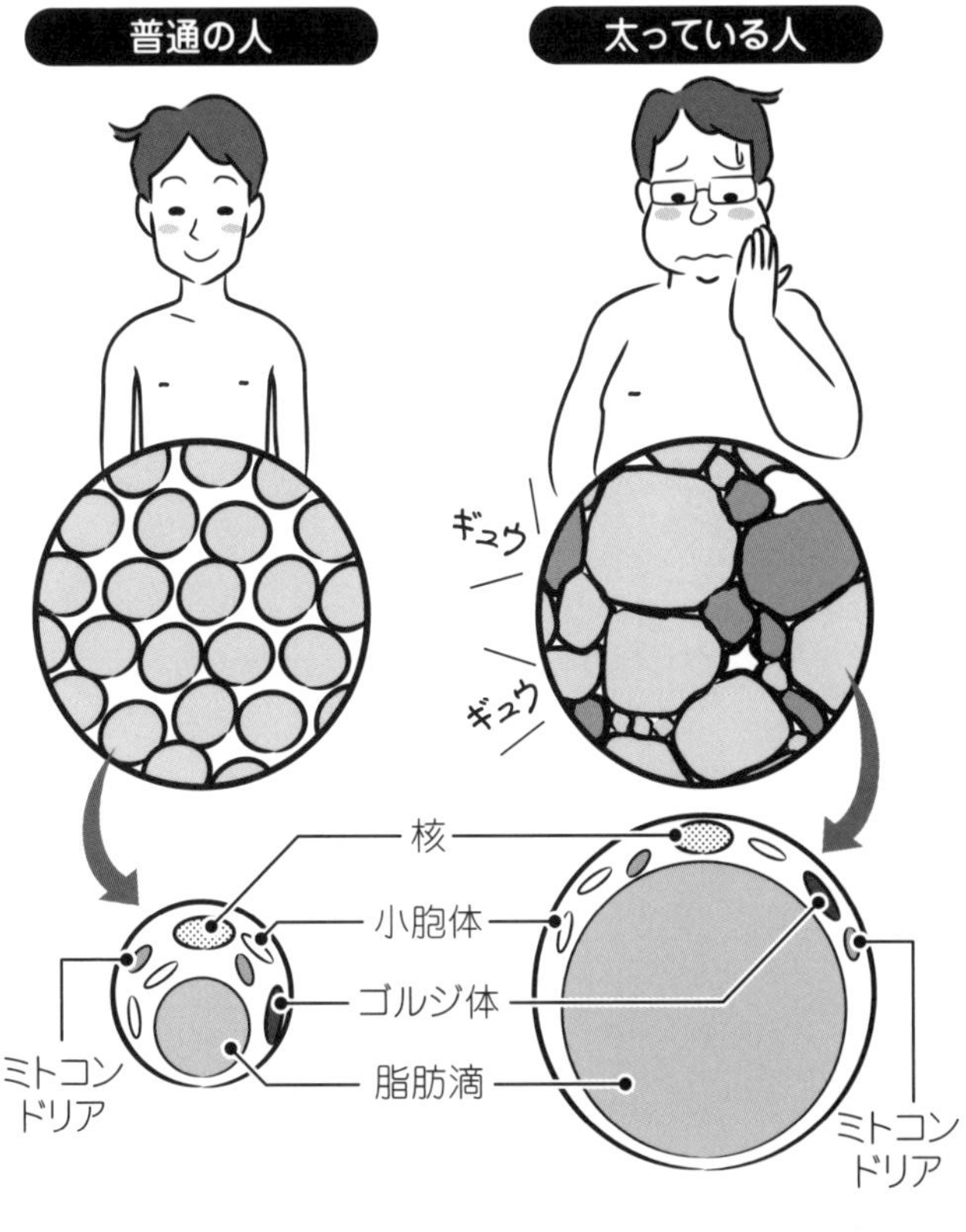

余った脂肪を取り込んだ脂肪細胞がパンパンに膨れ上がって、一つひとつが大きくなっていく。それだけでなく、脂肪細胞の数も増えてぎゅうぎゅう詰めの満員電車状態に。

太ると「脂肪」はワルくなる

「内臓脂肪」はじつは〝おしゃべり〟

脂肪細胞が大きくなって数も増えると、その〝働き〟も変わってきます。

脂肪細胞は、**ほかの免疫細胞などと「脂肪組織」というチームを組んで、いろいろな働きをしている**のです。

◎エネルギーが必要になったときに脂肪を分解して全身に供給する
◎内臓を正しい位置に保つ
◎〝断熱材〟となって体温を保つ
◎〝クッション〟となって外からの衝撃を和らげる

こうした役割は以前からわかっていましたが、さらに最近わかってきたのが、**いろいろな物質（メディエーター）を分泌して、体に「さまざまな指令」を出している**ということ。

脂肪は、かなり活発に**全身の臓器に働きかけている**のです。そして、より分泌活動がさかんなのが、「内臓脂肪」なのです。

☑炎症を抑える注目の物質「アディポネクチン」

脂肪組織から分泌される物質を総称して、「アディポサイトカイン」といいます。その数は、すでにわかっているものだけでも50種類以上にも。いろいろな働きをするものがあり、**やせているときと、太っているときで、「どんな種類のアディポサイトカインが多く分泌されるか」が変わります。**

おおまかに説明をすると、

◎肥満の人の脂肪組織では「炎症を引き起こす」アディポサイトカインが増える
◎通常の脂肪組織では「炎症を抑える」アディポサイトカインが増える

炎症を引き起こすほうのアディポサイトカインは、「**TNF-α**」や「**インターロ**

イキン-6」「レジスチン」など。これらの分泌は太るほど増えます。

一方、炎症を抑えるほうのアディポサイトカインの代表が、大阪大学の研究グループが発見した**「アディポネクチン」**です。

これは、**「白色脂肪細胞」が中性脂肪をたくさん蓄えて大きくなると、分泌が減ってしまう**ことがわかっています。

すでに説明したとおり、「白色脂肪細胞」は全身にあります。

全身に300億個もある脂肪細胞が、太ると、くすぶりのもとをつくって全身に「もっとくすぶれー!」とメッセージを送ってしまうわけですから、「肥満がくすぶらせるもっとも大きな要因」といわれるのもうなずけますよね。

✓ 「ぎゅうぎゅう詰めの脂肪組織」のなかで起こっていること

また、肥満の人の脂肪組織では、低酸素状態になっていることもわかってきています。一つひとつの脂肪細胞が大きくなってぎゅうぎゅうになっている脂肪組織では、**血流が減少して局所的に酸素が少なくなる**のです。

その結果、**「酸化ストレス」を増やし、炎症を起こします。**

たとえるならば、ぎゅうぎゅう詰めの満員電車で、酸素が薄くなって、乗客たちがちょっとイライラしているようなものでしょうか。

それが全身の脂肪組織で起こっていることを想像したら、「燃えない体（脂肪をたくさん蓄えている体）ほど、じつは燃えている（慢性炎症が起こっている）」という怖さが伝わってくるのではないでしょうか。

太った人の脂肪組織から出ている「怖い物質」

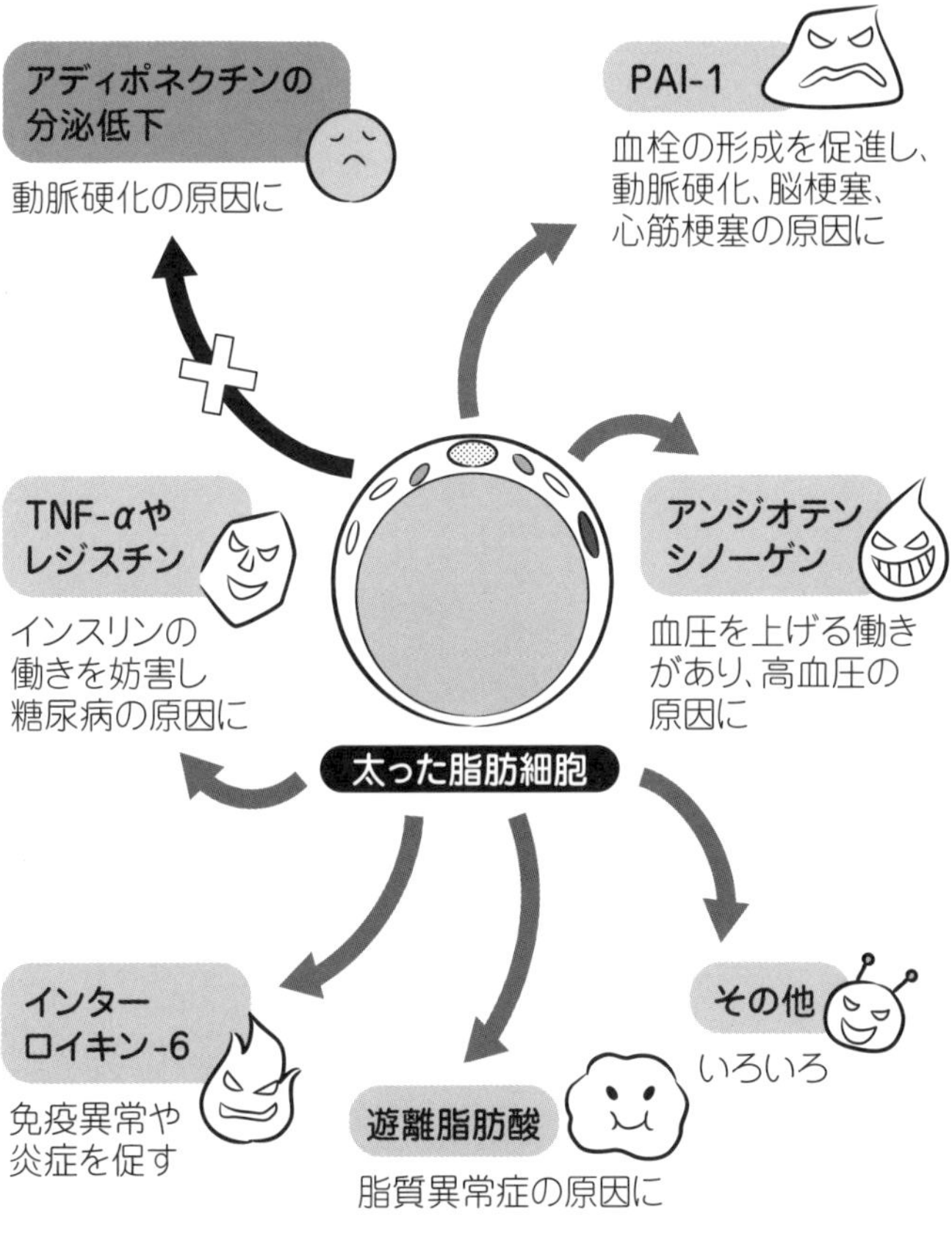

肥満がもたらす「高血糖」「高血圧」「脂質異常症」

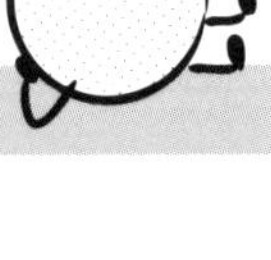

「太るとインスリンが効きにくくなる」メカニズム

肥満の人の脂肪組織は、「インスリン」を効きにくくすることもわかっています。

インスリンとは、みなさんご存知のとおり、**「血液中のブドウ糖を全身の細胞に取り込み、血糖値を下げるホルモン」**です。

食事のあと、血液中のブドウ糖が増えると、すい臓でインスリンがつくられます。そして、インスリンが、血糖を全身の細胞に取り込むように働きかけ、その結果、血糖値が下がるのです。

ところが、肥満の人の「脂肪組織」は、このインスリンの働きを邪魔します。

インスリンの効きが悪くなる理由はいくつかありますが、ひとつが、大きくなった脂肪組織から分泌される「TNF‐α」「レジスチン」といった**「アディポサイトカイン」**の存在です。

これらは、**ブドウ糖を細胞に取り込むのを抑制する**ことがわかっています。**細胞に取り込めないということは、血液中のブドウ糖濃度（血糖値）は高いまま**ということ。

また、先ほど〝炎症を抑えるアディポサイトカイン〟の代表として紹介した「アディポネクチン」は、**血液中のブドウ糖の細胞への取り込みを促す働き**もあります。
アディポネクチンは肥満になると脂肪細胞からの分泌が減ってしまうのでしたね。
だから、**脂肪組織が大きくなる（太る）と、やっぱりインスリンの効きが悪くなって、血糖値が下がりにくくなる**のです。

インスリンの効きが悪くなると、「もっとインスリンを出さなければ！」と、インスリンの分泌量が増えます。

そうした状態が長く続くと、やがて糖尿病に……となってしまうのです。

✓「肥満」と「高血圧」

また、インスリンが過剰に増えると、自律神経のうちの**「交感神経」**が刺激されます。そうすると、**血圧が上がりやすくなって、高血圧に。**

インスリンの働きを邪魔する「大きくなった脂肪組織」

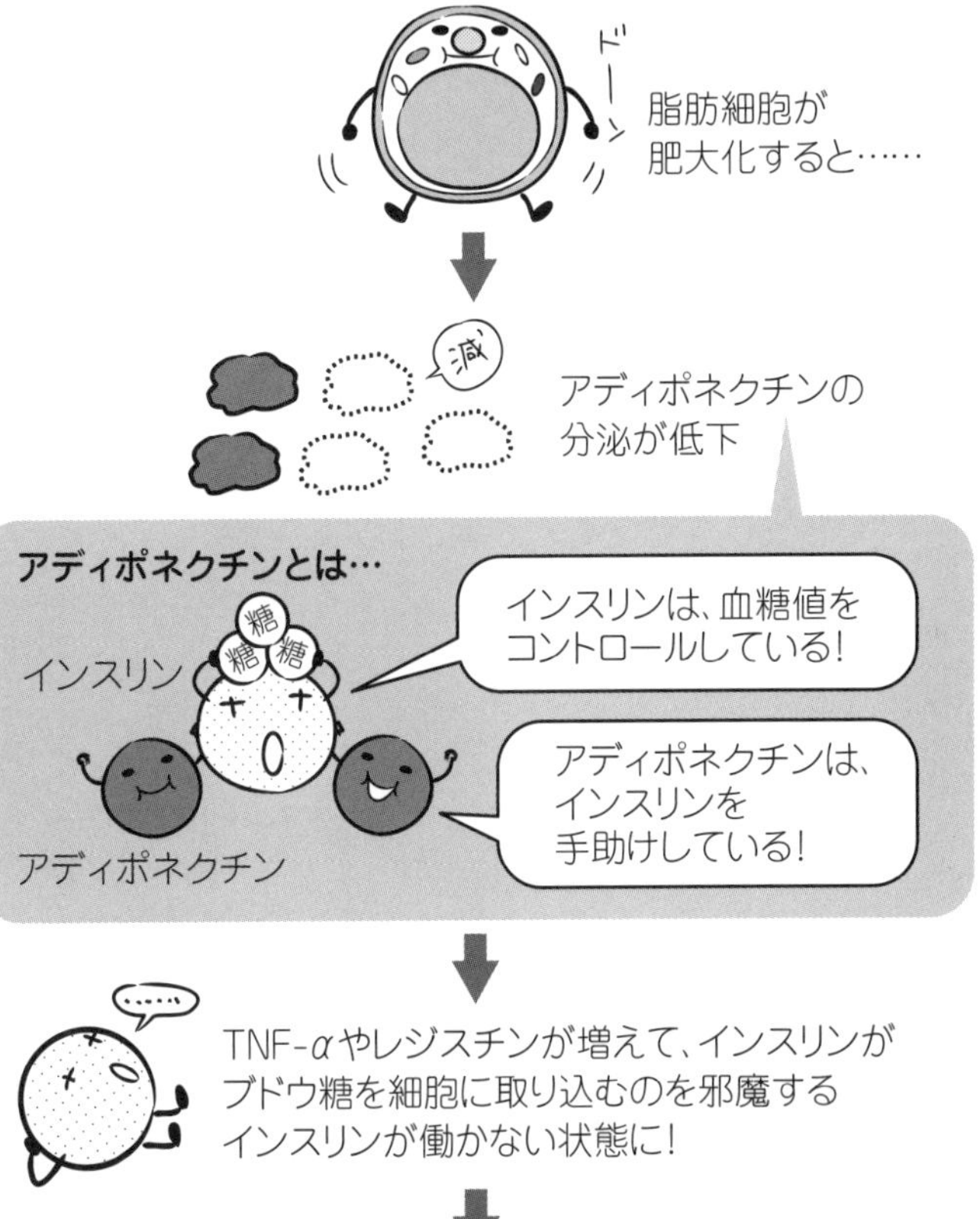

血液中の血糖値が高いままで、糖尿病の原因に

肥満が高血圧を招く理由は、ほかにもあります。

脂肪を取り込んで大きくなった脂肪細胞では、**「アンジオテンシノーゲン」**という物質の分泌も増えるのです。

これも、「アディポサイトカイン」の一種で、**血管を収縮させる働きのある「アンジオテンシン」の材料**となります。

アンジオテンシノーゲンが増えると、アンジオテンシンもたくさんつくられて、**血管をきゅっと収縮させ、血圧を上げる**のです。

「肥満」と「脂質異常症」

もうひとつ、肥満と切っても切れない関係にあるのが、**「脂質異常症」**です。

「脂質異常症」とは、「悪玉」のＬＤＬコレステロールや血液中の中性脂肪（トリグリセライド）が必要以上に増えるか、または「善玉」のＨＤＬコレステロールが減った状態のことです。

食べ過ぎが続き、脂肪細胞に脂肪が過剰に蓄積されると、**「遊離脂肪酸《ゆうりしぼうさん》」として血液中に放出されてしまいます**。

それがエネルギーとして活用されればいいのですが、活用されない分は、**肝臓で中性脂肪やコレステロールなどに変換されてまた血管に戻ってきます**。そうやって、血液中のコレステロール（ＬＤＬコレステロール）や中性脂肪（トリグリセライド）が増え、「脂質異常症」を招くのです。

血液中に余分な脂質が多くなると、よくいわれる「血液がドロドロの状態」になります。たとえて言うなら、〝使用済みの揚げ油〟が排水管を流れているようなもの。動脈硬化を起こしやすくなり、心筋梗塞や脳卒中などのリスクが高くなります。

「死の四重奏」メタボリックシンドローム

太る（内臓脂肪が増える）と、「高血糖」「高血圧」「脂質異常症」になりやすい。

誰もがなんとなく知っていたことだと思いますが、その背景には、**脂肪組織の活発な動きがかかわっていた**のです。

余計な脂肪が増えると、もともとは高血糖や高血圧、脂質異常症になりにくい体質をもって生まれた人がなりやすくなったり、もともとなりやすい体質の人がさらになりやすくなったりすることは確かです。

「内臓脂肪型」の肥満に、「高血糖」「高血圧」「脂質異常症」のうちのいずれか2つが加わると「メタボリックシンドローム」と診断されます。**メタボの行く末には、心臓病や脳卒中といった深刻な病気が待ち構えています。**

そのはじまりが中性脂肪を溜め込んだ脂肪細胞が増えることなのです。

また、**「血糖値が高い」「血液中のコレステロールが多い」「血圧が高い」ということ自体、「酸化ストレス」を生み、炎症のもとになる**ということも、ぜひ覚えておいてください。

メタボ（メタボリックシンドローム）の判断の目安

内臓脂肪蓄積の指標

へその高さで測った腹囲	男性：85 cm以上 女性：90 cm以上

➕ これに加えて

① 血　圧	収縮期血圧 130mmHg 以上 または 拡張期血圧　85mmHg 以上
② 空腹時血糖値	110mg/dl 以上
③ 中性脂肪 または HDL コレステロール	150mg/dl 以上 40mg/dl 未満

①〜③のうち２つ以上が当てはまると……

⬇

メタボリックシンドローム

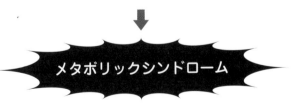

「心臓についた脂肪」が冠動脈を食い破る!?

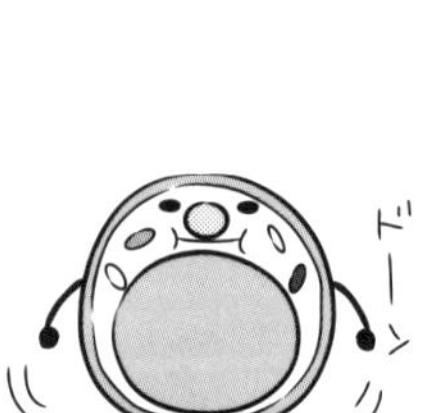

☑「第三の脂肪」とは？

食べ過ぎると、余ったエネルギーは「中性脂肪」として「脂肪細胞」に蓄えられ、脂肪細胞がパンパンに大きくなり、限界を超えると数も増えていくのでしたね。

そうやって皮膚の下に集まっている脂肪細胞が大きくなったり数が増えると**「皮下脂肪」**が増えます。お腹まわりに集まっている脂肪細胞が大きくなったり数が増えると「内臓脂肪」が増えるのですが、もっと脂肪が増えて、皮下脂肪にも内臓脂肪にも入りきらなくなると、**行き場を失った脂肪は、「脂肪細胞以外」のところに入り込みます。**

なんと、**心臓や肝臓、すい臓、筋肉（骨格筋）など、本来は脂肪がつくはずのないところに居座るようになる**のです。心臓の心筋細胞、肝臓の肝細胞、すい臓のβ細胞、骨格筋の筋細胞など、本来は中性脂肪を細胞内に溜め込む性質を持たない細胞に、場違いにも蓄積されてしまいます。

それが、〝第三の脂肪〟こと、**「異《い》所《しょ》性《せい》脂《し》肪《ぼう》」**です。

お酒を飲まない人も「肝炎」になる理由

本来つくはずのないところに脂肪がつくのだから、もちろん、好ましいことではありません。**「異所性脂肪」が蓄積されると、そこでくすぶりが生じます。**

たとえば、肝臓に余計な脂肪がたくさんつくと、そこで炎症が起きて、肝臓の細胞が弱って死んでいってしまいます。それを、免疫細胞のひとつである「マクロファージ」が取り囲んでパクパクと食べ続けるため、炎症が続き、肝炎を発症してしまう。

このタイプの肝炎を、**「非アルコール性脂肪性肝炎（NASH）」**といいます。

肝炎といえば「飲み過ぎ」というイメージがあるかもしれませんが、お酒を飲まない人でも肝炎になります。

健康診断で「脂肪肝ですね。アルコールを控えてください」と言われ、「お酒はそんなに飲まないんだけどな……」と疑問に思っていたとしたら、**肝臓に溜まった脂肪が悪さをしている**のかもしれません。

また、**肝臓や筋肉に余計な脂肪がつくと、インスリンの効きが悪くなる**こともわかっています。

肝臓や筋肉は、インスリンの手助けを得て、血液中のブドウ糖を取り込んでエネルギーとして蓄えています。ところが、「異所性脂肪」が増えると、インスリンに対する反応が悪くなり、糖の取り込みが滞るのです。

「冠動脈」の老化を速め、ボロボロに

さらに怖いのが、心臓のまわりについた脂肪です。

この脂肪は、**心臓の血管に酸素や栄養を送る「冠動脈」に細い血管を伸ばし、炎症を引き起こす物質を送り込んで、冠動脈をくすぶらせ、老化を進める**ことがわかっています。

しかも、こうした老化は、冠動脈の内側から起こる通常の老化（動脈硬化）よりも速いスピードで進み、**心臓に栄養を送る大切な冠動脈を詰まらせてしまう恐れがある**

ため、かなり危険な存在です。

「異所性脂肪」というのは、本来はいるはずのないところに余計な脂肪が居座っているわけですから、体にとっては、ある意味、〝見慣れないあやしいヤツ〟。だから、攻撃対象となって炎症をまねき、じわじわと体をむしばんでしまうのです。

第三の脂肪、異所性脂肪とは？

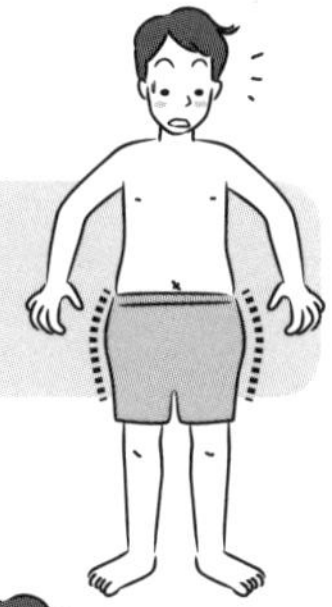

①皮下脂肪

皮膚の下にある皮下組織につく脂肪
主に下半身、お腹まわり、おしりなど
につく「洋ナシ型肥満」

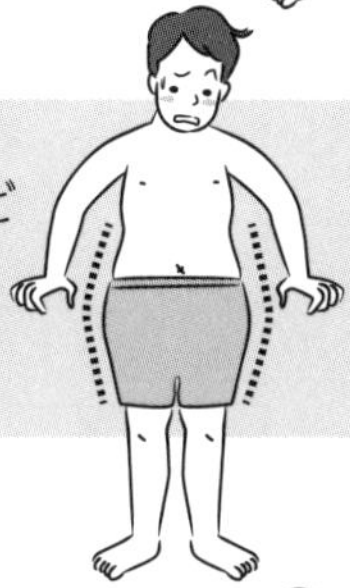

②内臓脂肪

内臓まわりにつく脂肪
おもに大腸や小腸のまわりなど
内臓につく脂肪。
ウエストが太くなる。
「リンゴ型肥満」

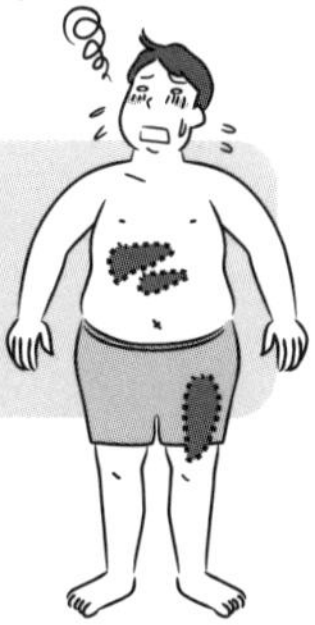

③異所性脂肪

皮下脂肪や内臓脂肪の脂肪組織に入り
きらなくなった脂肪が“本来溜まる
はずのない場所”に蓄積されたもの。
肝臓、すい臓、心筋、骨格筋などにつく

ダイエットは最強の「抗炎症薬」

「肥満ホルモン」が脂肪を溜め込む

ここまで、増え過ぎた脂肪があの手この手で全身をくすぶらせているということを紹介してきました。この章の最後に、**「脂肪を溜め込むとさらに太りやすくなる」**という話をお伝えしましょう。

理由のひとつは、「インスリン」です。太るとインスリンが効きにくくなって、インスリンの分泌が増えると、先ほど説明しました。

インスリンは、血糖値を下げるホルモンですが、別の名も持っています。ずばり、**「肥満ホルモン」**。

「血糖値を下げる」のはいいことですが、要は、余ったブドウ糖を中性脂肪に変えて脂肪細胞に蓄積するように促すわけです。

インスリンがどんどん分泌されるということは、脂肪をどんどん蓄積するということなのです。

✓ 衝撃！　太っている人は、ますます太るようにできていた！

脂肪を溜め込むとさらに太りやすくなるもうひとつの理由は、**「レプチン」**という、「白色脂肪細胞」から分泌される**「アディポサイトカイン」**がかかわっています。

ちなみに、レプチンという名前は、ギリシャ語で「細い、やせている」ことを意味する「leptos（レプトス）」に由来しているそうです。

「レプチン」は、食欲のコントロールにかかわるホルモンで、食欲を抑える働きを持っています。

なおかつ、**肝臓や筋肉には「エネルギーを消費して！」という指令を出します。**そのため、レプチンの分泌が増えると、食べる量は減って、脂肪が燃焼される方向に働くのです。

ところが困ったことに、**肥満になるとレプチンはたくさん分泌されるのですが、レプチンに対する反応がなぜだか悪くなる**ことがわかっています。そのため、太っている人ほど、満腹感を得られにくく、食べ過ぎてしまうという困った事態に陥るのです。

レプチンは、ダイエットの敵にも味方にもなる！

普通の人

レプチン

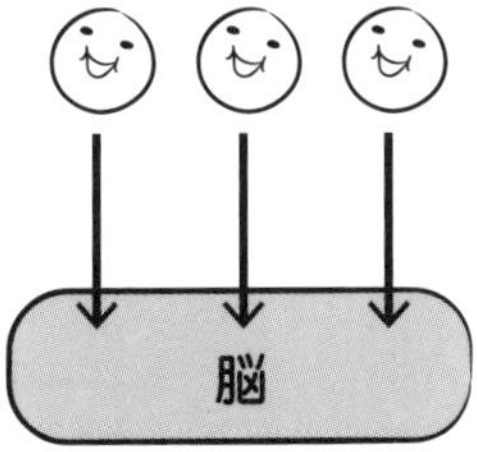

レプチンは、通常
脳に満腹感を伝える

**お腹いっぱい。
もう、食べなくてOK！**

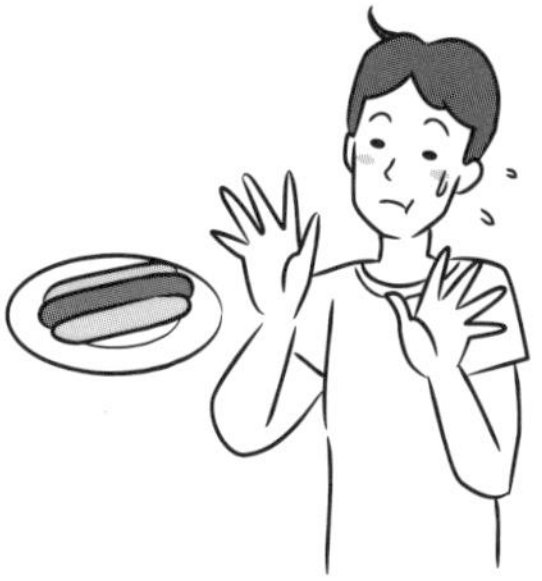

太っている人

レプチン

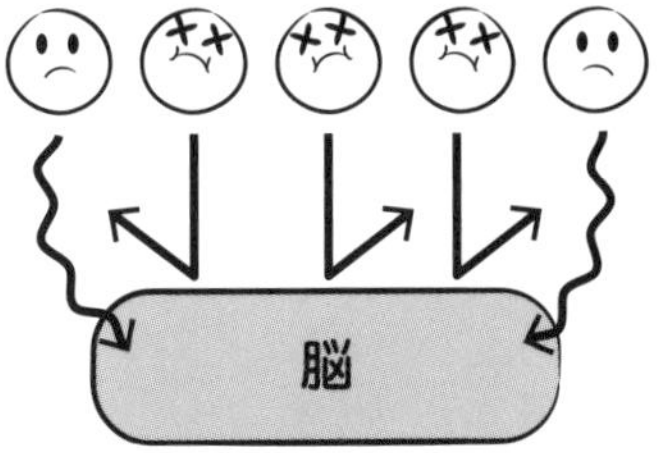

太った人は、レプチンを
上手く受け取れず、
満腹感を感じにくい

**まだ足りないよ。
もっと、食べて！**

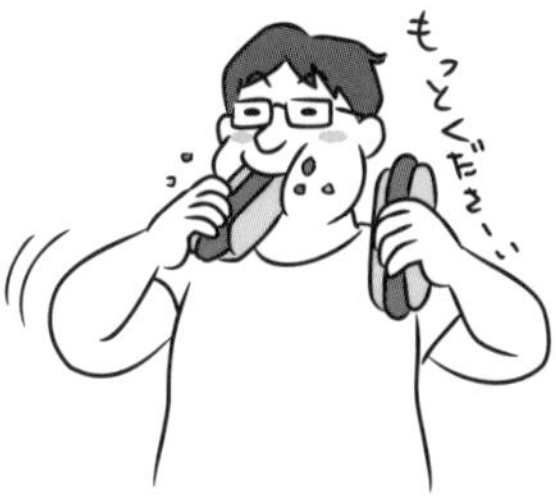

✓「若い頃に比べて太った人」ほど要注意！

まずは、いらない脂肪を減らしましょう。

とくに、**体内をくすぶらせるのは「内臓脂肪」と「異所性脂肪」**です。

内臓脂肪が多いかどうかの目安は、腹囲でしたね（121ページ参照）。

一方、**「異所性脂肪」のほうは、若い頃に比べて太った人ほど要注意**です。

若い頃にやせていた人は、昔から太っていた人に比べて脂肪細胞の数が少なく、脂肪を蓄える〝棚〟が少ないので、そこまで太っているように見えなくても、すぐに棚からはみ出して、余計な場所に脂肪がついてしまいやすいのです。

また、「異所性脂肪」は、内臓脂肪の量とは必ずしも相関しないという報告も。実際、お腹まわりの脂肪がそんなに多くなくても、肝臓や筋肉に「第三の脂肪」がついていることもあるようです。「私はメタボ体型ではないから！」と思っている人も安心はできません。

内臓脂肪と異所性脂肪は体をくすぶらせるやっかいな脂肪ですが、ただ、**「つきやすく、取れやすい脂肪」**です。

そういう意味では、決してやっかいではありません。

内臓脂肪と異所性脂肪が増える原因は、まず、食べ過ぎ。とくに、中性脂肪として蓄えられやすく、血糖値を急激に上げてインスリンの分泌を増やす**炭水化物や甘いものの食べ過ぎ**は、よくありません。

それと、運動不足や筋肉量の減少による基礎代謝の低下によって、消費エネルギーが少なくなれば、その分、脂肪の蓄えが増えていきます。

体をくすぶらせる最大の要因である肥満を解消するには、やっぱり食生活の改善と運動が欠かせません。

今日から、脂肪を溜め込む生活を卒業しましょう！

第4章

解決策編①

炎症を抑える「食べ物・食べ方」

医学界が注目する「メディエーター」とは？

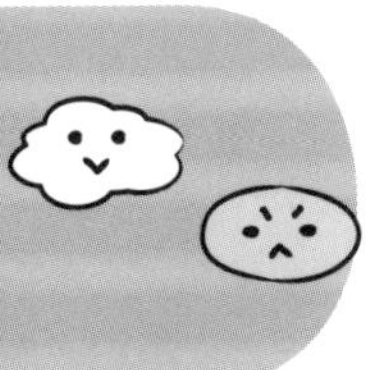

加齢とともに体内の炎症は進む

肥満が体をくすぶらせるということを説明したので、もしかしたら、スリムな読者は「私は大丈夫！」と安心しているかもしれません。

でも、残念なお知らせがあります。慢性炎症は誰しも無縁ではありません。なぜなら、**「老化」という避けられない炎症**もあるからです。

ただ、80歳、90歳と高齢であっても、炎症レベルが低い人がいるのも事実です。

ということは、避けられないくすぶりはさておき、肥満などから起こる避けられるくすぶりを避けて、くすぶりを抑える工夫を取り入れれば、実年齢よりもずっと若い体を保てるということではないでしょうか？

この章では、すべての人に知ってほしい、くすぶりを抑える方法を紹介します！

「EPA」「DHA」は、炎症を終わらせるメディエーター

炎症を抑えるものとして、いま注目を集め、国内外でさかんに研究が行われているのが**「EPA（エイコサペンタエン酸）」**と**「DHA（ドコサヘキサエン酸）」**です。

EPAもDHAも、サプリメントにもなっていますし、青魚の油に多く含まれる、体にいい成分として有名ですね。とくにEPAは「血管にいいもの」、DHAは「脳にいいもの」として覚えている人が多いと思います。

これらがいま、**「炎症を抑えるメディエーター」**として再び注目を集めているのですが、そのことを説明するには、**「アラキドン酸（AA）」**との関係にふれなければいけません。

「アラキドン酸」も、ＥＰＡ、ＤＨＡも**「脂肪酸」の一種**です。

ＥＰＡやＤＨＡは海にいる魚の油に多く含まれるのに対し、アラキドン酸は肉や卵、植物など、陸のものからとれる油に多く含まれています。

脂肪酸とは、「脂質＝あぶら」を構成しているもの。脂質は「太る」「健康に悪い」といったマイナスのイメージを持っているかもしれませんが、必要な栄養素のひとつで、**細胞膜の構成成分になったり、ホルモンをつくる材料になったり、重要な働きを持っています。**

アラキドン酸も、ＥＰＡ、ＤＨＡも体にとって必要な脂肪酸なのですが、〝別のチーム〟に属する脂肪酸です。そして、アラキドン酸と、ＥＰＡ、ＤＨＡは、**細胞の表面を〝椅子取りゲーム〟のように取り合う関係**なのです。

細胞膜の主成分は「リン脂質」で、ＥＰＡ、ＤＨＡも、アラキドン酸も、リン脂質として細胞膜に取り込まれます。その際、**ＥＰＡやＤＨＡをたくさん摂ると、細胞膜に取り込まれていたアラキドン酸が追い出される**のです。

アラキドン酸が座る〝椅子〟が減るとどうなるか？
その細胞の性質が変わります。

◎アラキドン酸がたくさん座っている細胞は荒々しく、炎症が起こりやすくなる
◎ＥＰＡやＤＨＡがたくさん椅子を獲得した細胞のほうはマイルドで炎症が起こりにくくなる

のです。というのは、アラキドン酸が多い細胞がなんらかの刺激を受けると、細胞膜からアラキドン酸が外に放出されて、いろいろな酵素の影響を受けながら、**次々と、炎症を引き起こすメディエーターに変わっていきます。**

アラキドン酸を出発点に、滝のように変換されていくことから、**「アラキドン酸カスケード（小滝）」**と呼ばれています。

一方で、細胞膜での椅子取りゲームでＥＰＡやＤＨＡが優位だと、アラキドン酸からつくられる起炎性メディエーターの量が減るのです。そういう意味で、ＥＰＡとＤＨＡをたくさん摂ることは炎症を抑えることにつながります。

アラキドン酸とＥＰＡの椅子取りゲーム

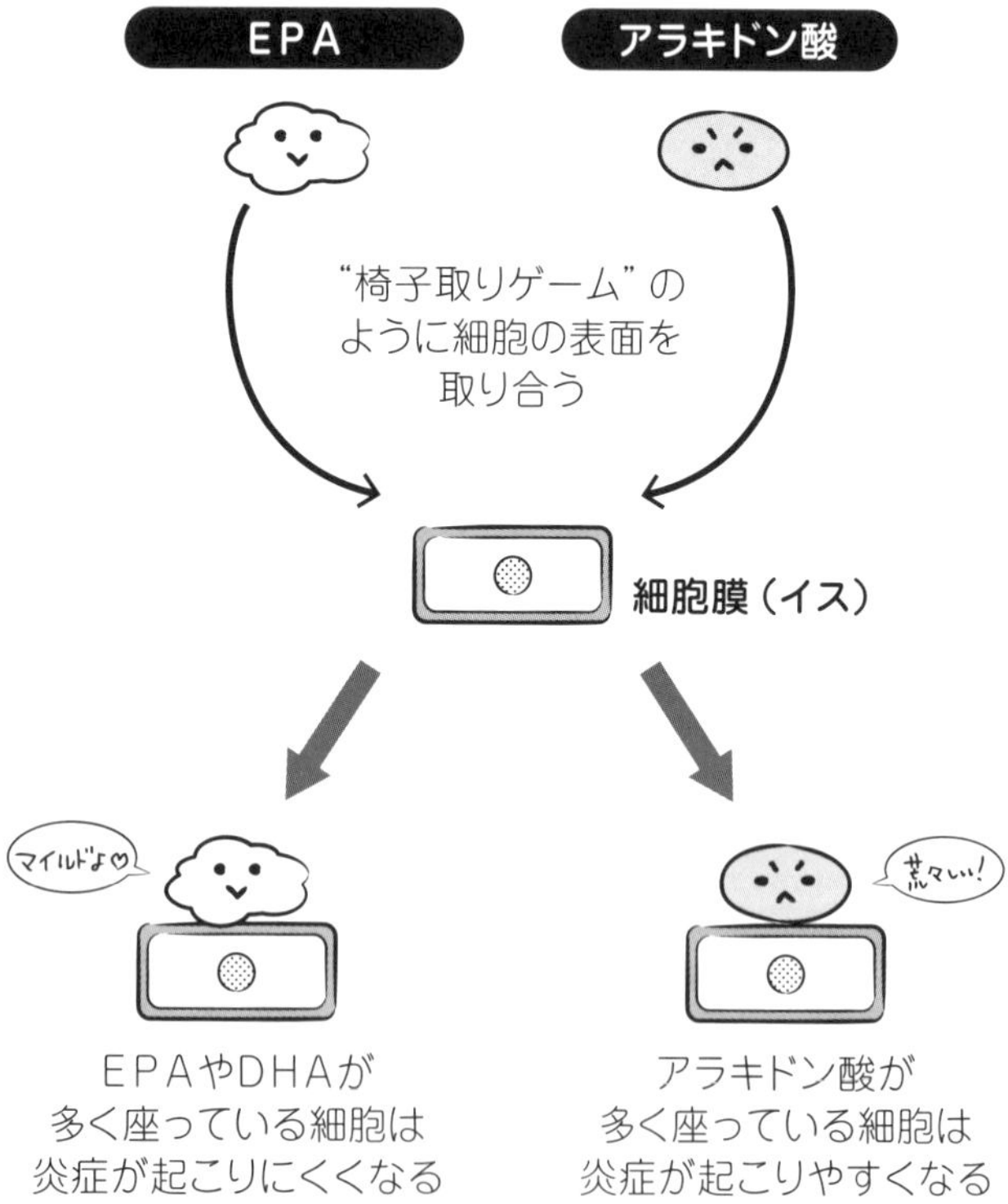

EPAが「抗炎症メディエーター」に変身！

さらにもうひとつ、最近の研究でわかってきたことがあります。

細胞膜での〝椅子取りゲーム〟の結果、アラキドン酸から起炎性メディエーターがつくられるのを邪魔するだけではなく、**EPAやDHAは、細胞膜から飛び出すと、いろいろな酵素の影響を受けて、「レゾルビン」や「プロテクチン」といった「炎症を終わらせるメディエーター」に変換される**ことがわかってきました。

つまり、EPA、DHAは2つの意味で「抗炎症作用」を持っています。

ひとつは、**炎症が起こるのを間接的に邪魔する**ということ。

もうひとつは、**直接的に炎症を終わらせる力を持つメディエーターに変わる**ということ。

専門的な話になりましたが、**「EPA、DHAは抗炎症作用を持つ」**ということ、**「アラキドン酸と椅子取りゲームをしている」**ということを覚えてもらえればOKです。

理想は「EPA：アラキドン酸＝1：1」

ＥＰＡやＤＨＡの働きが注目されるようになったのは、**「グリーンランドに住むイヌイットは心疾患にかかる人が少ない」**という研究結果がきっかけでした。１９７０年代のことです。

イヌイットは野菜や魚をほとんど食べず、アザラシの肉を多く食べる生活をしています。農業に適さない極寒の地なので、野菜や果物、穀物の摂取が少ないのです。にもかかわらず、普通の西欧型の食習慣を持つデンマーク人に比べて、コレステロール、中性脂肪の値が低く、動脈硬化による病気にかかる人が少ないということが、デンマークの研究者より報告されました。

さらにその理由を調べていくと、**血液中のEPA濃度が高いこと、食事に含まれる**

EPAやDHAが多いことがわかったのです。ちなみに、イヌイットが主に食しているアザラシはもっぱら魚を主食として育つので、その肉には魚の油と同様に多くのEPA、DHAが含まれているのです。

この研究をきっかけに、いろいろなところでEPAやDHAに着目した研究が行われるようになりました。

たとえば国内でも、千葉県の山間部と房総半島の海岸部を比較したところ、海岸部の魚を多く食べる地域では血液中のEPA濃度が高く、動脈硬化による病気が少なかったという結果が報告されています。

ただ、EPAとDHAが体にいいものだからといって、それと対抗するアラキドン酸が悪者というわけではありません。**アラキドン酸も摂らなければいけない油です。**

ですが、現代の私たちの生活では、**知らず知らずのうちにアラキドン酸のほうを多く摂っているので、両者のバランスが悪くなっているの**です。

理想は、見出しにもあるように、**「EPA：アラキドン酸＝1：1」**。アラキドン酸のほうが多くなると、動脈硬化が進み、血管病が増えることがわかっています。

サラダ油は「炎症を促す油」、アマニ油は「炎症を抑える油」

先ほど「EPA：アラキドン酸＝1：1」にと書きましたが、「DHAはどこへ？」と気になった方もいるかもしれません。

EPAのほうが医学会で注目されるのが早かったため、DHAよりも研究が進んでいるのですが、ここで大事なのは**「EPA、DHA」と「アラキドン酸」のバランス**です。

そして、こと炎症に関しては「DHA」のほうがより抗炎症作用を持っています。

ところで、「EPAとアラキドン酸を『1：1』に」「EPA、DHAとアラキドン酸をバランスよく」といわれても、どうすればいいか困るかもしれません。

ここで、改めてEPA、DHAとアラキドン酸はどういう脂肪酸なのか説明しましょう。それにはまず、脂肪酸の種類についてざっくり把握してもらわなければいけません。知っている人は読み飛ばして、最後のまとめだけ見てください。

脂肪酸は、まず

◎常温で固まる脂の「飽和脂肪酸《ほうわしぼうさん》」
◎常温でも固まらない液体の油の「不飽和脂肪酸《ふほうわしぼうさん》」

の2つに分かれます。

正確にいえば、化学式上、炭素の二重結合があるかないかという違いなのですが、ややこしいので**「常温で固まるもの」と「常温で液状のもの」とがある**と理解してもらえればOKです。

牛脂や豚脂、バター、マーガリン、ココナッツオイルなどに多く含まれるのが、

「飽和脂肪酸」です。

3つの「不飽和脂肪酸」

一方、「不飽和脂肪酸」は、化学式の違いから、さらに次の3つに分かれます。

◎オメガ3系脂肪酸
◎オメガ6系脂肪酸
◎オメガ9系脂肪酸

「オメガ3系脂肪酸」の代表が、「EPA」「DHA」と「αリノレン酸」。魚油やエゴマ油、アマニ油、チアシードオイル、クルミなどに多く含まれます。

「オメガ6系脂肪酸」の代表が、「リノール酸」。ベニバナ油（サフラワー油）やコーン油、大豆油、ヒマワリ油など、揚げ油やサラダ油としてよく使われる油に多く含まれます。

「オメガ9系脂肪酸」の代表が、「オレイン酸」。オリーブオイルや品種改良した一部のベニバナ油やヒマワリ油などに多く含まれます。

また耳慣れない言葉が出てきてしまいましたが、**オメガ3系のひとつである「αリノレン酸」は体内でその5%程度がEPAやDHAに変換されます。**

そして、**オメガ6系のひとつである「リノール酸」は体内でアラキドン酸に変換されます。**

つまり、まとめると、こういうことです。

オメガ3系脂肪酸は、EPAやDHAになって炎症を抑える。
オメガ6系脂肪酸は、アラキドン酸になって、摂り過ぎると炎症を促す。
オメガ9系脂肪酸は、3系とも6系とも競合せず、炎症にほぼかかわらない。

脂肪酸の分類

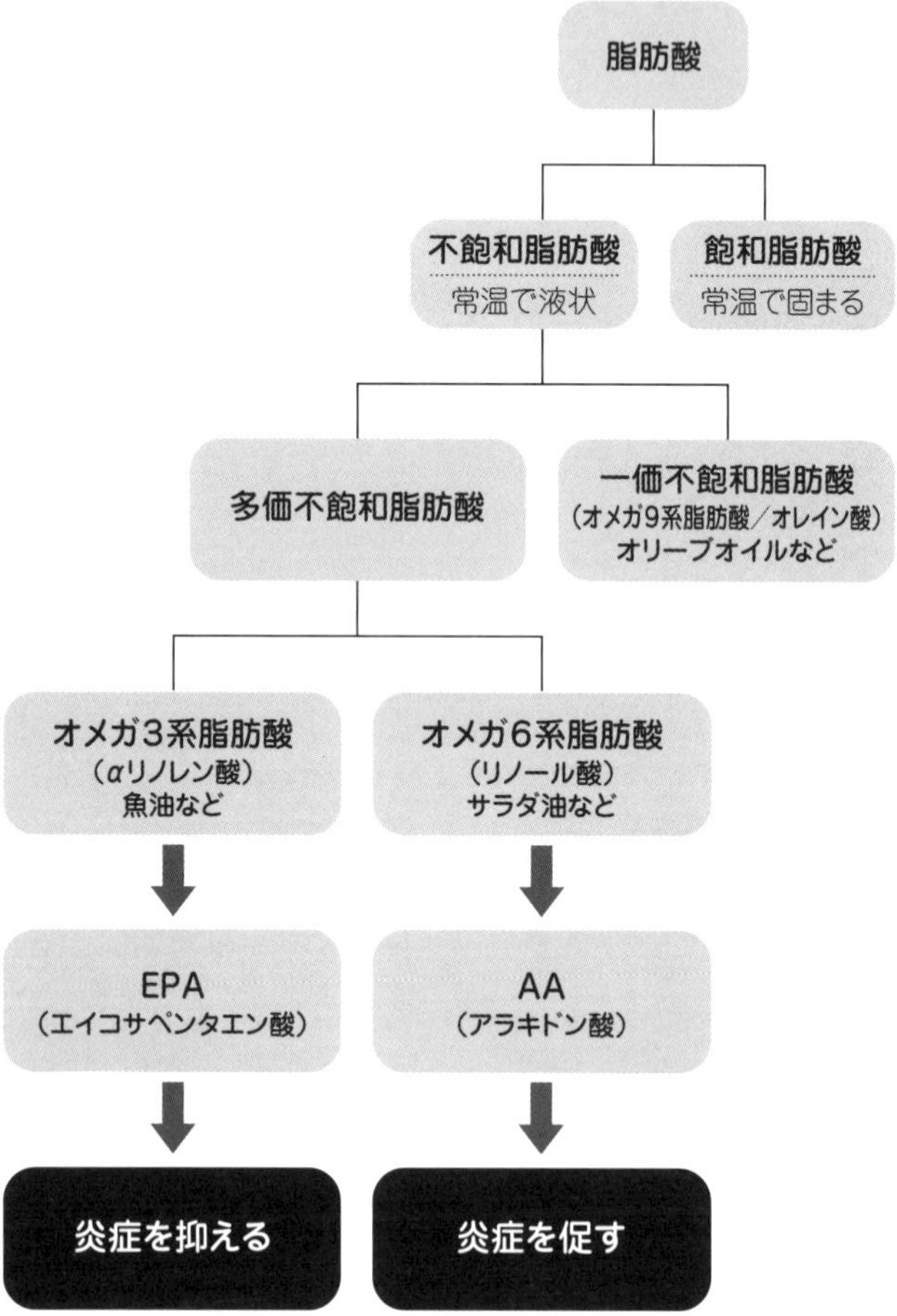
脂肪酸
不飽和脂肪酸
常温で液状
飽和脂肪酸
常温で固まる
多価不飽和脂肪酸
一価不飽和脂肪酸
（オメガ9系脂肪酸／オレイン酸）
オリーブオイルなど
オメガ3系脂肪酸
（αリノレン酸）
魚油など
オメガ6系脂肪酸
（リノール酸）
サラダ油など
EPA
（エイコサペンタエン酸）
AA
（アラキドン酸）
炎症を抑える
炎症を促す

いまの日本人はEPA・DHAが絶対的に不足している

「EPA、DHAとアラキドン酸とのバランスが重要」というのは、つまり**「オメガ3系脂肪酸とオメガ6系脂肪酸のバランスが重要」**ということです。

そして、オメガ3系脂肪酸とオメガ6系脂肪酸は、体内で合成することができないので、すべて食事から摂らなければいけません。

言い換えれば、**体内の「オメガ3系とオメガ6系バランス」は、日頃の食事次第で決まる**ということ。これ、とても大事なことです。

食生活を気にかければ、体内の「炎症を抑える油」と「炎症を促す油」のバランスを変えられるということなのです。

オメガ3系脂肪酸を意識的に摂取しよう！

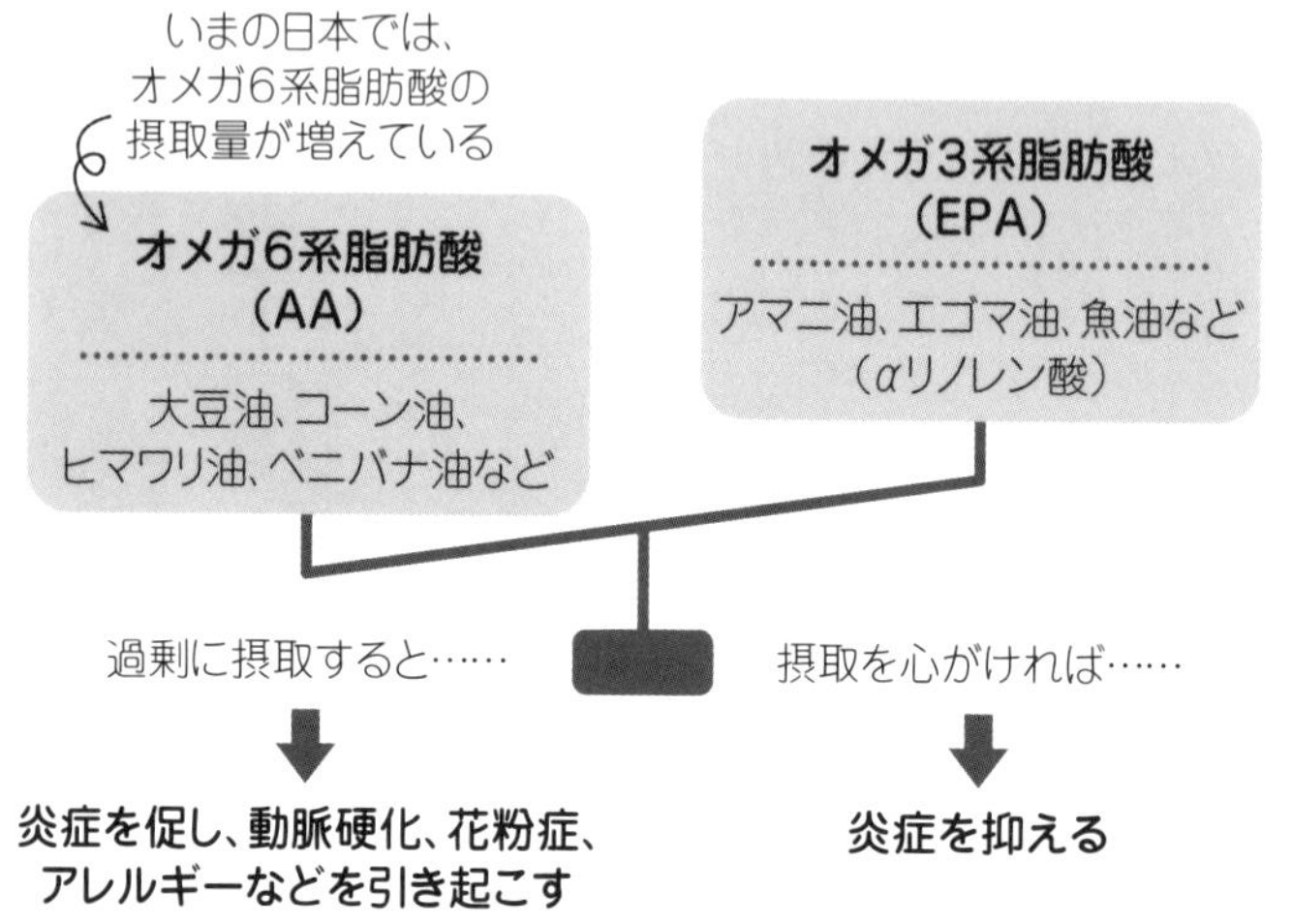

さて、もう一度、上記のオメガ3系を多く含む油と、オメガ6系を多く含む油を見比べてください。そして、ふだんの食生活を思い出してみてください。

いかがですか？

オメガ3系のほうに含まれる油は、なじみの薄いものが多いですよね。

魚をよく食べる人はまだいいですが、ほかの植物油はアマニ油、エゴマ油など、意識して摂らなければ一般的にはあまり使われないものばかりです。

逆に、体内でアラキドン酸に変わるオメガ6系のほうは、身近に溢れています。値段が手頃で使いやすいため、外食やお惣菜の揚げ物や炒め物に使われているのはほとんどがオメガ6系の植物油ですし、お菓子やパンなどにも多く使われています。

原材料名に「植物油脂」「植物油」とあれば、ほとんどがオメガ6系の油です。

✓ 魚をよく食べていても……

じつは、国民平均を見ると、魚の摂取量はそんなに減っていません。

次ページのグラフを見るとわかるように、昔と同じくらい魚を食べているのですが、それを上回る勢いで肉の摂取量とオメガ6系植物油の摂取量が増えています。そのため、「オメガ3系とオメガ6系バランス」が崩れているのです。

だから、「魚は食べている」という人も安心できません。

魚をよく食べていても、それ以上に、じつは飽和脂肪酸やオメガ6系脂肪酸をたくさん摂っているかもしれません。

増加する動物性・植物性脂質の摂取量

●日本人の脂質摂取量の年次推移

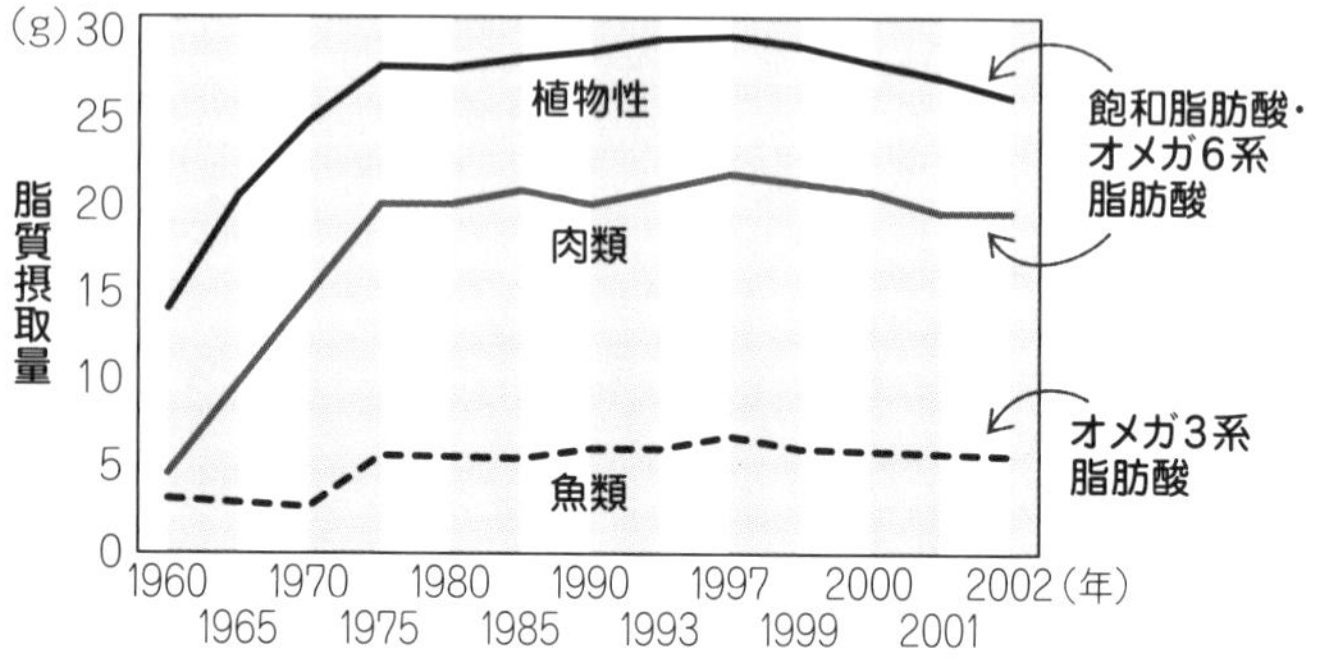

『国民栄養の現状』(第一出版／1995年版・2001年版)、「国民栄養の状況」(厚生労働省)を基に作成

そうした結果、総脂肪に対するEPAの推定消費量の比率はどんどん下がっています。しかも、そのことと反比例するように、脳梗塞も虚血性心疾患（狭心症や心筋梗塞など）も増えています。

おそらく、アレルギー疾患などのほかの炎症とかかわりの深い病気でも、同じようなグラフになるでしょう。

「オメガ3系脂肪酸（EPA、DHA）とオメガ6系脂肪酸（アラキドン酸）のバランス」が崩れていることがすべての原因とはいいませんが、動脈硬化をはじめ、第2章で紹介したよう

EPA消費量と動脈硬化性疾患死亡率との関係

●EPA消費量と動脈硬化性疾患の死亡率

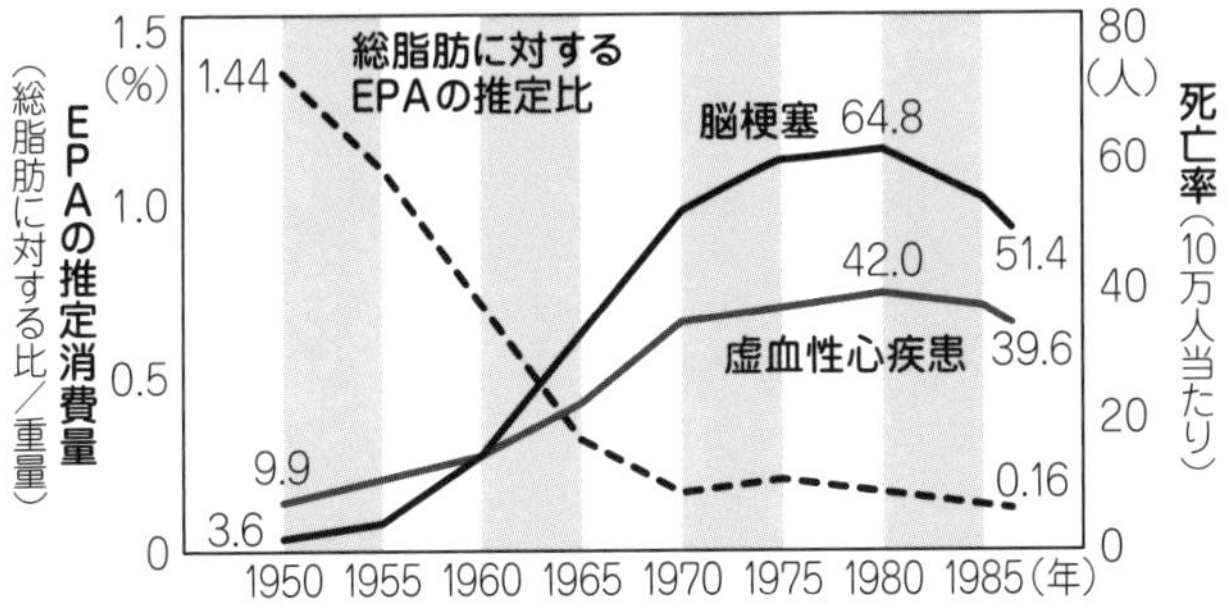

「わが国の栄養におけるEPAとEPAエチルエステルの血清脂質に対する効果」
秦葭哉他／『第3回心臓血管薬物療法国際会議サテライト・シンポジウム講演記録集』
(メディカルトリビューン)を基に作成

ないろいろな病気が増えている大きな原因のひとつであることは間違いありません。

炎症を抑える「食生活の工夫」

ここまでをおさらいすると、

◎いまの日本人は「オメガ6系脂肪酸（アラキドン酸）＝炎症を促す油」を摂り過ぎている

◎「オメガ3系脂肪酸（EPA、DHA）＝炎症を抑える油」は意識しないと摂れない

という話でした。

ここから具体的な食生活の工夫の話に移りましょう。炎症を抑える油を増やすには、大きく3つの方法があります。

［方法1］**EPAやDHAが豊富な魚を食べる。**

肉も大切なタンパク質なので、昼食で肉を食べたら夕食は魚にするというように、肉と魚を交互に食べるといいでしょう。

［方法2］**体内でEPA、DHAに変換されるαリノレン酸を多く含んだアマニ油やエゴマ油などを摂る。**

［方法3］魚が苦手な人にあくまでも補足としておすすめしたいのが、**EPA、DHAのサプリメントで補う**という方法。

本音を言えば、よりよいのは、医師が処方せんを書いて処方する高純度の「EPA製剤（エパデール）」と「EPA・DHA製剤（ロトリガ）」です。脂質異常症の治療に使われる薬で、魚の油のなかからEPAやDHAだけを抽出しているので、純度が9割以上と高く、EPA、DHAを効率的に摂れます。ダイオキシンの心配もありません。

脂質異常症の患者さんにＥＰＡ・ＤＨＡ製剤を出して、オメガ６系脂肪酸を多く含むサラダ油を控えてもらったら、コレステロール値だけではなく、花粉症までよくなった、肌もきれいになったという人が続出しています。

ただ、ＥＰＡ製剤、ＥＰＡ・ＤＨＡ製剤は、脂質異常症がある人にしか出せません。脂質異常症以外の方は、純度という点では劣りますが、市販されているサプリメントを活用ください。

ちなみに、私はカルピスの「しなやかケア＋ＥＰＡ＆ＤＨＡ」を毎日飲んでいます。血管内皮細胞を強くして血圧を下げるＬＴＰという成分にＥＰＡとＤＨＡがプラスされたカプセルです。血圧や血管の疾患が気になる人にはおすすめです。

ただし、サプリメントというのはあくまでも栄養を補うためのものです。食事のなかで魚などからＥＰＡやＤＨＡを摂れるなら、そのほうがいいということは忘れないでください。

では、次ページからＥＰＡ、ＤＨＡを摂るコツを、みなさんに楽しみながら読み進めていただけるようクイズ形式でご紹介しましょう。それでは、問題です！

魚でEPA・DHAを摂る！〈魚選び編〉

Q

次のうち、DHAの量がいちばん多いのは？

(1) サバ
(2) ウナギ
(3) マグロの赤身（養殖）

A マグロは「天然もの」「トロ」を選ばなくてもDHAたっぷり。

EPA、DHAが豊富な魚といえば、アジ、サバ、サンマ、イワシ、マグロといった青魚が有名です。また、ウナギも、EPA、DHAが豊富。ということは、候補にあげたサバ、ウナギ、マグロのどれもDHAが多いはず。

ここで注目したいのは、設問のマグロは「赤身」かつ「養殖」ものだということ。じつは、マグロは、赤身と脂身（トロ）でEPA、DHAの含有量がまったく違うのです。より多いのは、脂ののったトロのほうです。

どのくらい違うのかといえば、クロマグロの同じ可食部100g当たりで、

赤身……EPA27mg・DHA120mg
トロ……EPA1400mg・DHA3200mg

という感じです。かなり違いますよね？

ですから、マグロを食べるなら「赤身よりもトロを」とおすすめしたいところです

養殖まぐろの赤身はEPA・DHAが豊富！

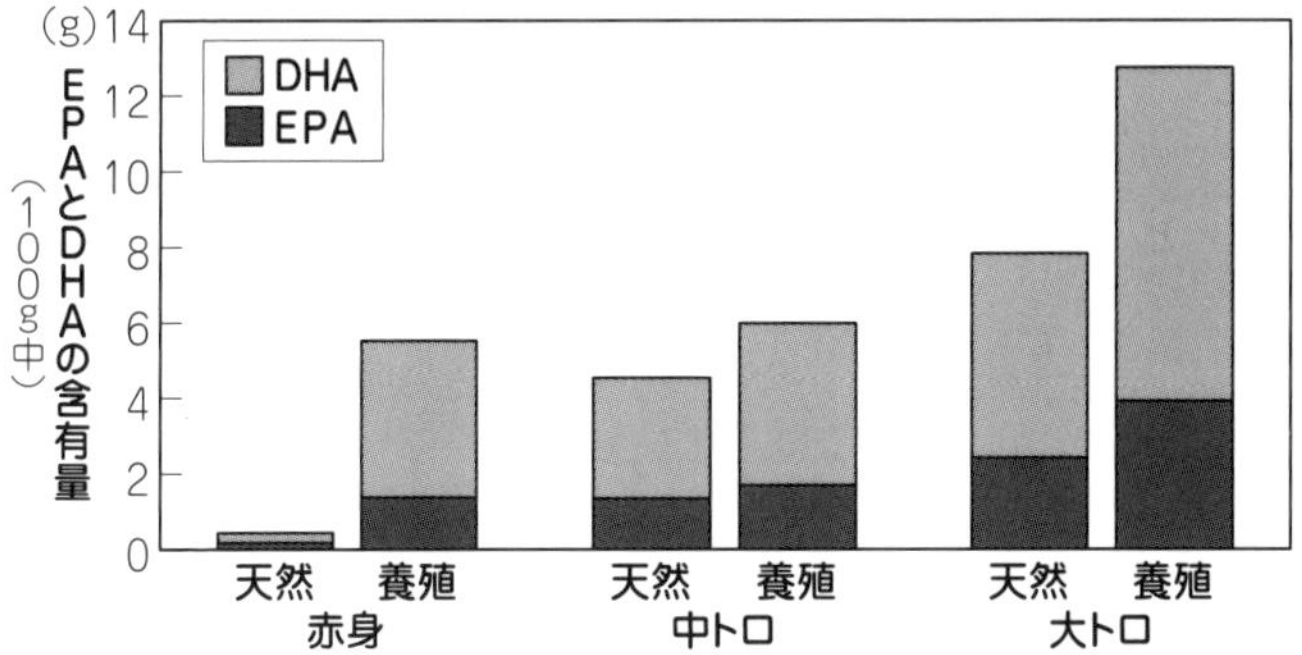

日本水産株式会社　生活機能科学研究所調べのデータを参考

が、**これは天然ものの場合の話**なのです。

国産の養殖マグロは脂がのるように育てられていますし、EPAとDHAが豊富なサバなどをエサとして与えられているので、おのずとEPA、DHAが多くなります。**中トロ、大トロと変わらないほど、そしてほかの青魚よりも多くEPA、DHAが含まれています。**

答えは**「養殖マグロの赤身」**です。答えは（3）です。

これまで、天然ものを選びたいけれど、お財布に相談して養殖ものを選んでいた人は、堂々と養殖ものを選んでください！

魚別EPA・DHAの含有量①

●生食の場合（可食部100g当たりの含有量）

	EPA	DHA
クロマグロ（とろ・天然）	1400mg	3200mg
タチウオ	970mg	1400mg
ブリ	940mg	700mg
さんま	850mg	1600mg
マイワシ	780mg	870mg
ぎんざけ（さけ・養殖）	740mg	1200mg
マサバ	690mg	970mg
マダイ（養殖）	520mg	780 mg
ハマチ（養殖）	450mg	910mg
カツオ（秋獲り）	400mg	970mg
マアジ	300mg	570mg

文部科学省『脂肪酸成分表』より

魚でEPA・DHAを摂る!〈調理編〉

Q

今日の夕食は魚料理に。EPA・DHAをより多く摂れるのはどっち?

(1) フライパンで焼く

(2) グリルで焼く

A

グリルで焼くと良質な油が下に落ちてしまう。グリルよりはフライパン。ホイル焼きにすると、なおよし。

魚の油は酸化しやすく、加熱すると溶け出てしまいます。そのため、魚に含まれている大切なEPA、DHAをできるだけたくさんいただこうと思ったら、まずは**「新鮮なものを選ぶこと」**が大事。

次に大事なのが、**「いかに油を逃さないように調理するか」**です。グリルで焼いたほうが、余計な水分が落ちて香ばしく焼けるかもしれませんが、同時に大切な油まで受け皿に落ちてしまいます。一方、フライパンであれば、グリルのように油が落ちませんし、溶け出た油をソースに使うこともできますよね。ということで正解は（1）。よりよいのは、ホイル焼きです。アルミホイルで油ごと包み込んで焼けば、油を逃さずにいただけます。エクストラバージンオリーブオイルをかけて焼けば、風味に加え、EPAやDHAの酸化も抑えられるので効果的です。

調理法によって変わるEPA・DHAの含有量

生で食べるお刺身が
一番おすすめ！

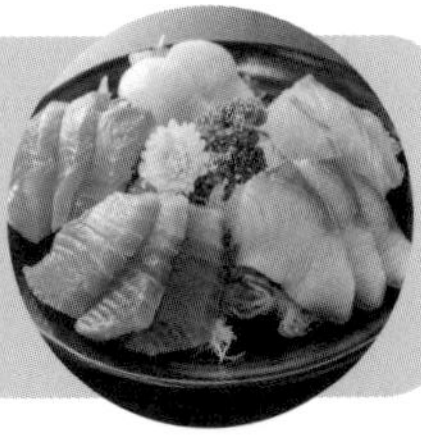

焼き魚として調理した場合は
約20％EPA・DHAが減少。
煮魚など煮込み料理は
スープに溶けだす

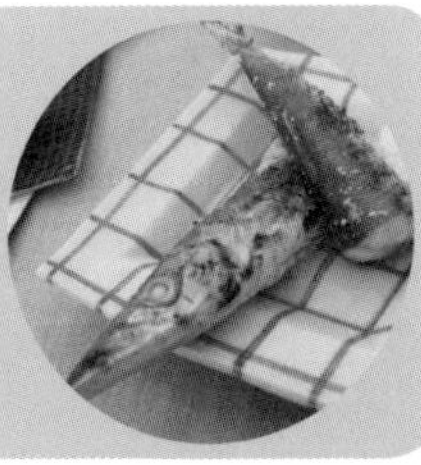

油で揚げた場合は約50％DHA・EPAが減少

魚油を逃さないホイル焼きなどもおすすめ！

そのほか、蒸し料理やスープにして、汁やスープごと食べるというのもおすすめです。煮物であれば、いつもよりも少し煮汁を薄味にして、塩分、糖分を減らしたうえで、煮汁ごといただく。そうすると、煮汁に溶けだしたＥＰＡ、ＤＨＡもまるごと摂れます。

そして、いちばんいいのは**加熱せずに生で食べること**です。

煮たり焼いたりすると、生の状態で食べるのに比べて、ＥＰＡ、ＤＨＡが8割ほどに減るといわれています。２割分は、溶け出てしまうのです。

さらに、フライにしてしまったら、せっかくの良質な油が、半分ほどは揚げ油と置き換わってしまい、ヘルシーとはいえないメニューに。

いつも刺身では飽きてしまうかもしれませんが、カルパッチョにしたり、マリネにしたり、グリーンサラダにトッピングしたり、ゴマ醤油や味噌だれで和えたり、ほんのひと手間加えるとレパートリーが広がります。

魚でEPA・DHAを摂る！〈お手軽編〉

Q

今日はお手軽にツナ缶でEPA・DHAを。
選ぶときに重視したいポイントは？

（1）食塩無添加のものを

（2）ノンオイル（水煮）のものを

（3）ブロックタイプのものを

A

缶詰は、余計な油が加わっていないものを。

毎日のメニューに魚料理を取り入れるといっても、毎日魚を買ってくるのは大変かもしれません。

もっと手軽かつ安価に魚を食べたいときにおすすめなのが、缶詰です。

なかでもお手頃で、スーパーでもコンビニでも売られているのが、ツナ缶。

マグロかカツオが原材料なので、ＥＰＡ、ＤＨＡが豊富です。

スーパーの缶詰コーナーに行くと、いろいろな種類の「ツナ缶」があります。食塩無添加も、血圧が気になる人には大切なポイントですが、良質な油を摂るという意味でいちばん大事なのは、調理法です。

ツナ缶の調理法には、

「油漬け」

「油入り水煮」

「水煮」

と主に3通りあります。

良質な油を摂りたいと思ったら、必ず「水煮」タイプを選んでください。

ということで、正解は（2）です。

「油漬け」タイプや「油入り水煮」タイプで使われている油は、大豆油や綿実油《めんじつゆ》など、リノール酸が多いオメガ6系が多いのです。

オメガ3系の油（EPA、DHA）を摂りたくてツナを食べるのに、一緒にオメガ6系の油をたっぷりいただいてしまったら、台無しです。


ツナ缶だけではなく、サバ缶、サンマ缶など、ほかの魚系缶詰でもおすすめはシンプルな「水煮」です。

もし、水煮タイプのツナ缶はさっぱりしすぎていて物足りないと感じるなら、最近では、健康志向の高まりから、オメガ3系やオメガ9系の油を使ったタイプも出てい

魚別EPA・DHAの含有量②

●調理食の場合（可食部100g当たりの含有量）

	EPA	DHA
マイワシ（缶詰・水煮）	1200mg	1200mg
サバ（缶詰・水煮）	930mg	1300mg
ウナギ（蒲焼き）	750mg	1300mg
さんま（焼き）	560mg	1200mg
マアジ（開き干し・焼き）	560mg	1300mg
ブリ（焼き）	1000mg	1900mg

文部科学省『脂肪酸成分表』より

るので、原材料をチェックして、アマニ油やエゴマ油、あるいはオリーブオイルなどを使っているものを選びましょう。

そのほか、かたまりのまま入ったものやフレーク状に細かくほぐされたものなど、形状の違いもありますが、それはお好みでどうぞ。

オメガ3系の油でEPA・DHAを摂る！〈選び方編〉

Q

次の油のうち、オメガ3系脂肪酸が多いのは？

(1) グリーンナッツオイル
(2) ココナッツオイル
(3) グレープシードオイル

A オメガ3系油の代表は、アマニ油、エゴマ油、グリーンナッツオイル。

ヘルシーそうな油を3つ並べてみました。

このなかでいちばん有名なのが、「ココナッツオイル」でしょう。「美容と健康にいい」という評判から、最近では一般のスーパーでも見かけるようになりました。

ココナッツオイルが注目されたきっかけは、脳への影響でした。**アルツハイマー型認知症に対する改善効果**が認められたからです。

「脳にいいということはDHA?」と思うかもしれませんが、ココナッツオイルの成分の9割近くを占めるのは、**「中鎖脂肪酸」という飽和脂肪酸**です。オメガ3系脂肪酸ではありません。

ついでに、ココナッツオイルがなぜ認知症の人の脳に効くのか、簡単に説明しましょう。認知症が進んだ人の脳では「ブドウ糖」が使えなくなってしまうのですが、中鎖脂肪酸は、体内で「ケトン体」に変わり、**ブドウ糖に代わって脳のエネルギー源になる**のです。

だから、認知症には効果が期待できますが、ふつうの人にとっては、飽和脂肪酸なので〝摂り過ぎると太る脂肪〟ですから、気をつけてください。

「グレープシードオイル」は、ぶどうの種（シード）からつくるオイルです。ぶどうといえば、「ポリフェノール」が有名ですが、グレープシードオイルもポリフェノールが豊富で、**「抗酸化作用があり、アンチエイジングの味方」**として注目されています。

ただ、脂肪酸の割合を見ると、その7割近くを占めるのは「リノール酸」。つまりは、オメガ6系の油です。

ということで、オメガ3系脂肪酸が多いのは、残りの**「グリーンナッツオイル」**。

正解は（1）。

「インカインチオイル」「サチャインチオイル」とも呼ばれ、南米の熱帯雨林に生息するインカインチ（サチャインチ）という植物の種から絞ったオイルです。

アマニ油やエゴマ油と同じように、オメガ3系脂肪酸の「αリノレン酸」が50％以上含まれています。

ただ、ナッツの独特な香りがするので、好き嫌いは分かれるかもしれません。小さいサイズのものから試してみてください。

オメガ3系の油でEPA・DHAを摂る！〈使い方編〉

Q

オメガ3系の油の摂り方でおすすめは？

(1) ドレッシング代わりに

(2) お味噌汁やスープに加える

(3) 調理油として使う

A

オメガ3系油は、熱に弱いので調理油には不向き。ジュースや料理の仕上げに小さじ1杯加えよう。

アマニ油、エゴマ油、グリーンナッツオイルというオメガ3系油は、体内でEPAやDHAに代わる「αリノレン酸」がたくさん含まれているため、魚を食べられない日におすすめです。

目安は、**1日小さじ1〜2杯ほど。ほんの少量で充分**です。

ただし、

◎酸化しやすい
◎加熱すると、αリノレン酸が壊れやすい

という特徴があるので、保存の仕方、摂り方には注意してください。

まず、酸化しやすいので、あたたかい場所や光があたる場所はNG。**冷蔵庫での保存がおすすめ**です。

そして、**開けたら早めに使い切ること**。酸化してしまうと、味も栄養の質も変わってしまうので、1か月をめどに使い切るようにしてください。


また、熱に弱いので、**加熱調理には向きません**。

塩こしょうや、醤油またはポン酢と混ぜてドレッシング代わりにしたり、納豆や冷ややっこにかけたり、ヨーグルトに混ぜたり、お味噌汁やスープに加えたり。クセがあまりないので、思いのほか、いろいろな料理にあいます。

熱に弱いとはいえ、**温かいお味噌汁やスープをお椀によそったあと、仕上げに加える分には、問題ありません**。ということで答えは（1）と（2）。

ただしグリーンナッツオイルに関しては、アマニ油やエゴマ油に比べて酸化しにくいので、5〜10分程度の短時間であれば加熱調理にも使えます。

にんじんジュースレシピ

［材　料］ ●にんじん　1と1/2本
●リンゴ1/2個
●レモン1/2個
●アマニ油
（もしくはエクストラバージンオリーブオイル）

小さじ1もしくは1/2杯

［作り方］ 低速ジューサーで絞る

私は、毎朝の手作りジュースにアマニ油を小さじ1杯入れています。

にんじん、リンゴとレモンをジューサーで絞り、器に入れたあと、アマニ油を加えて飲むというのが朝の定番です。

毎日魚を食べるのは大変という人も、小さじ1杯のオメガ3系油を料理に加えることならできそうですよね。ぜひ試してみてください。

また、好みによってはオメガ9系のエクストラバージンオリーブオイルを加えてみてもおいしくいただけます。

オメガ3系の油でEPA・DHAを摂る！〈調理油編〉

Q

炒め物やソテーなど、調理するときに使いたい油は？

(1) アマニ油

(2) オリーブオイル

(3) ゴマ油

A

調理油には、オメガ9系のオリーブオイルを。

積極的に摂りたいのはオメガ3系の油ですが、その代表であるアマニ油やエゴマ油は熱に弱いので加熱調理には向きません。

では、加熱調理をするときにはどんな油を使うべきか？　というのが、今回の質問です。油の摂り方で大切なことをおさらいすると、

◎「炎症を抑える油＝オメガ3系」を意識的に摂ること

◎「炎症を促す油＝オメガ6系」を控えること

でしたね。

オメガ6系の油は使いたくないけれど、オメガ3系は加熱調理には向かない。そこで、おすすめしたいのが、**オメガ3系脂肪酸と競合することもなく、炎症にもほぼか**

かわらない、「オメガ9系脂肪酸」を多く含む油です。

オメガ9系脂肪酸は酸化しにくく、安定しているところも加熱調理に向いています。その代表が、オリーブオイルです。オリーブオイルに含まれる脂肪酸の60~70%が「オレイン酸（オメガ9系脂肪酸）」です。ということで正解は（2）。

オリーブオイルで調理して、オメガ3系オイルはできあがった料理や生のものにかけて使う。そうすると、オメガ6系はほとんど使わずにすみます。

ところで、「ゴマ油」を、調理油としてキッチンに常備している人が多いのではないでしょうか。

ゴマ油に含まれている脂肪酸は、飽和脂肪酸が15%ほどで、残りは「リノール酸（オメガ6系）」と「オレイン酸（オメガ9系）」が半々程度。

一般的なサラダ油よりはオレイン酸の割合が多く、リノール酸が少ないのですが、オリーブオイルに比べると、オメガ6系が多いので、日々の調理に使うのはやっぱりオリーブオイルのほうがおすすめです。

甘い物、揚げ物に注意！「トランス脂肪酸」は病気をつくる

以上、クイズ形式で「ＥＰＡ」と「ＤＨＡ」の摂り方についてご紹介してきましたが、正解できましたでしょうか。理解と興味が深まる一助になればうれしいです。では、次にまいりましょう。

「トランス脂肪酸が体に悪い」という話は聞いたことがありますか？

少し前に、「マーガリンが体によくない」と話題になったことがありましたが、その理由が、「トランス脂肪酸」です。

「トランス脂肪酸」とは、常温で液体の油を半固体や固体に加工する途中で生成される脂肪酸で、自然界には存在しないもの。

炎症を引き起こすメディエーターを増やし、慢性炎症のもとになります。

そして、トランス脂肪酸を多く摂り過ぎている人は、肥満や糖尿病、さらには心臓病を起こしやすいことがわかっています。

オメガ6系脂肪酸（アラキドン酸）は、「必要だけれど、摂り過ぎているので控えたい油」ですが、**トランス脂肪酸は、摂る必要のないもの**です。

最近では、トランス脂肪酸を含まないマーガリンも出てきていますが、多くのマーガリンには数％から十数％、トランス脂肪酸が含まれています。そのほか、レトルト食品やインスタント食品、スナック菓子、菓子パン、焼き菓子などが、トランス脂肪酸を多く含む食品です。

原材料名をチェックして、「マーガリン」や「ショートニング」「ファットスプレッド」、あるいは「加工油脂」と書かれていれば、トランス脂肪酸が入っていると考えていいでしょう。

酸化した油はＮＧ！

もうひとつ、なるべく避けてほしいのが「**過酸化脂質**」です。空気中の「活性酸素」によって酸化された脂質のこと。

「過酸化脂質」が体内に入ると、細胞を傷つけ、体内の活性酸素も増やし、炎症をつくりだします。

揚げてから時間の経った揚げ物、使いまわしの揚げ油、スナック菓子、インスタント食品などは、「過酸化脂質」を多く含む食品の代表です。

体をくすぶらせるもとなので、できる限り、避けましょう。

●トランス脂肪酸含有量の多い傾向にある食品のトランス脂肪酸含有量（範囲）

食品群	品 名	調査点数	脂質含有量(g/100g)	トランス脂肪酸含有量(g/100g)
油脂類	バター	13	81.7〜84.7	1.7〜2.2
	ショートニング	10	100	1.2〜31
	ファットスプレッド	14	56.4〜79.0	0.99〜10
	食用調合油	12	100	0.73〜2.8
	ラード	3	100	0.64〜1.1
	マーガリン	20	81.5〜85.5	0.36〜13
	食用植物油	10	100	0.0〜1.7
	牛脂	1	100	2.7
穀類	クロワッサン	6	17.1〜26.6	0.29〜3.0
	味付けポップコーン	1	36.8	13
調味料・香辛料類	マヨネーズ及びマヨネーズタイプドレッシング	8	70.6〜79.3	1.0〜1.7
	カレールウ	5	32.9〜39.9	0.78〜1.6
	ハヤシルウ	5	26.9〜36.2	0.51〜4.6
乳類	コンパウンドクリーム	2	27.9〜41.1	9.0〜12
	生クリーム	2	46.7〜47.6	1.0〜1.2
	コーヒークリーム	6	11.3〜31.7	0.011〜3.4
菓子類	スポンジケーキ	4	19.9〜23.6	0.39〜2.2
	菓子パイ	5	23.7〜37.7	0.37〜7.3
	クッキー	8	14.0〜32.6	0.21〜3.8
	半生ケーキ	3	30.5〜32.2	0.17〜3.0
	ビスケット	7	9.8〜28.9	0.036〜2.5

農林水産省 HP より

「抗酸化力」が高い野菜は、「抗炎症力」も高い

ここまで油について説明してきましたが、この章の最後に、野菜の話を。

野菜が大切ということは、言うまでもありません。

体内のくすぶりを抑えるという意味でも、野菜はとても大切です。

食事のときに野菜から食べることで食べ過ぎを防げるとか、食物繊維が豊富で血糖値の急上昇を防いでくれる、腸内環境がよくなるといったメリットもありますが、もうひとつありがたいのが、野菜に含まれている**「抗酸化物質」**です。

酸化については第1章でふれましたが、ここで簡単におさらいしましょう。

酸化とは、物質が酸素と結びつく反応のこと。よく**「酸化=体が錆びること」**とも

いわれます。

私たちが吸った息のうち2％は必然的に酸化力の強い有害な「活性酸素」になるので、私たちの体にはもともと「活性酸素を抑える力＝抗酸化力」が備わっています。そのため、多少の活性酸素は問題にはなりません。

ところが、「活性酸素」が増えすぎると、処理しきれなくなって、体のあちこちで「酸化ストレス」が発生してしまいます。とくに**抗酸化力は加齢に伴って低下していくので、年を重ねるほど、酸化ストレスが発生しやすくなります。**

酸化ストレスが発生すると、火打ち石でカチカチと火花を散らすように、炎症がはじまります。

酸化ストレスのあるところに炎症あり、です。

逆に言えば、**抗酸化力を高めて、酸化ストレスが発生しないようにすれば、炎症の原因をひとつ減らすことができます。**

そこでぜひ毎日の食事に取り入れてほしいのが、抗酸化作用の高い野菜です。

植物は、動くことができないので、紫外線などのダメージから身を守るために、**「ファイトケミカル」（フィトケミカルともいいます）**と呼ばれる成分を自らつくりだしています。これが、抗酸化力を持っているのです。

また、野菜や果物に含まれる「ビタミンC」、ナッツ類やオリーブオイルなどに含まれる「ビタミンE」も高い抗酸化力を持ちます。

こうした抗酸化物質を積極的に摂って、炎症のはじまりを防ぎましょう！

〝自然の恵み〟は皮ごと、種ごと、丸ごといただく

ファイトケミカルは、色、香り、アク、苦み、渋みなどに含まれる成分で、数千種類も存在するといわれています。

ここでは代表的なファイトケミカルと、同じく高い抗酸化作用を持つビタミンE、ビタミンCを多く含む食材を紹介しましょう。

〈代表的なファイトケミカルを多く含む食材〉

【ポリフェノール】

◎「アントシアニン」……**なす、赤玉ねぎ、ブルーベリー、ぶどう**

◎「イソフラボン」……大豆
◎「ケルセチン」……玉ねぎ、リンゴ

【カロテノイド】
◎「βカロテン」……にんじん、ほうれん草、しそ、ニラ、かぶの葉、かぼちゃなどの緑黄色野菜
◎「リコピン」……トマト、すいか
◎「カプサンチン」……パプリカ（赤）、赤唐辛子

【イオウ化合物】
◎「アリシン」……にんにく、玉ねぎ
◎「硫化アリル」……にんにく、玉ねぎ、ねぎ、ニラ
◎「スルフォラファン」……ブロッコリー、カリフラワー

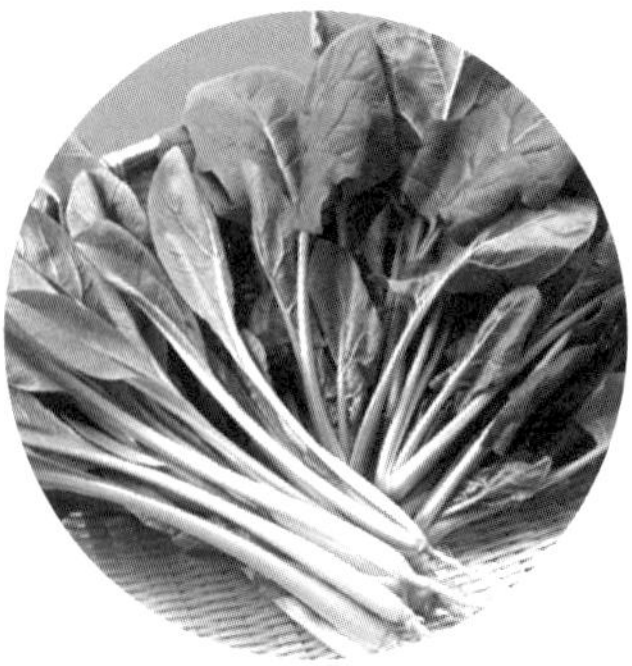

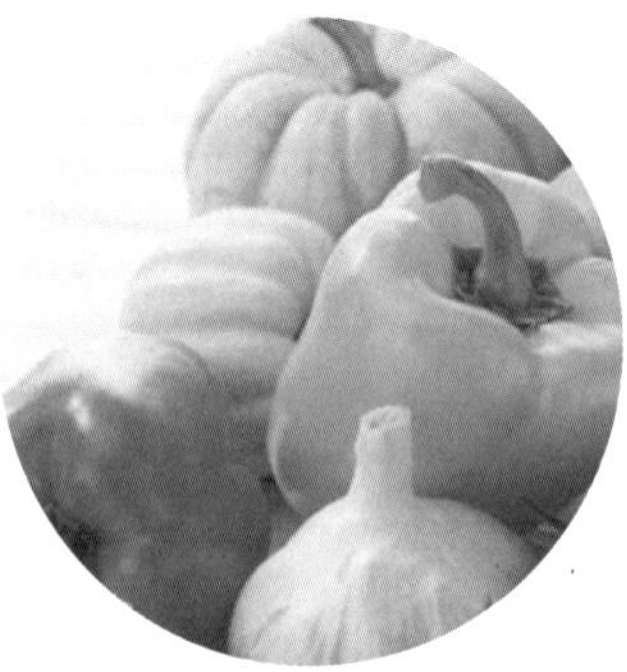

〈ビタミンEを多く含む食材〉

ゴマ、アーモンド、アボカド、かぼちゃ、パプリカ、かぶの葉　など

〈ビタミンCを多く含む食材〉

パプリカ、ピーマン、芽キャベツ、ブロッコリー、カリフラワー、レモン　など

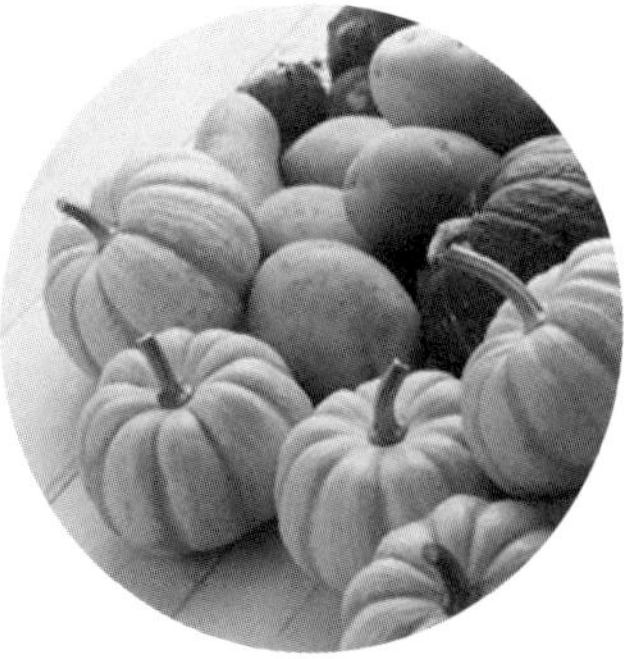

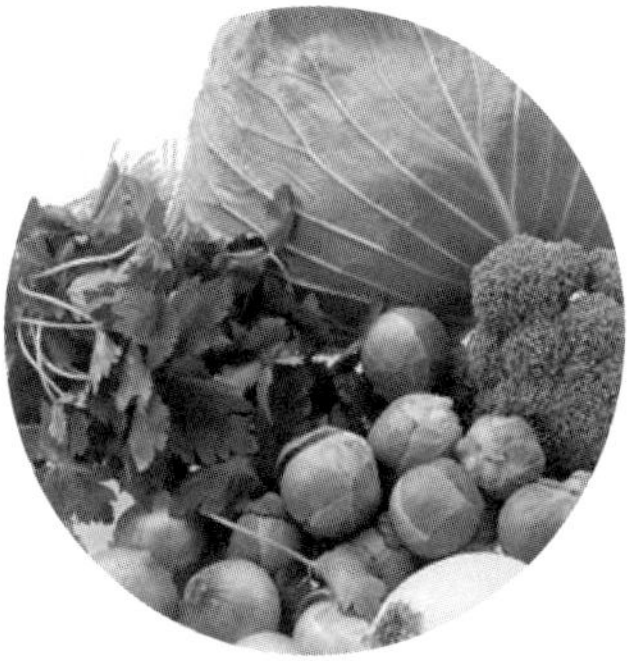

皮も含めて「丸ごと」食べよう!

「抗酸化力がとくに高い野菜ってなんですか?」とよく聞かれますが、「これさえ食べていれば大丈夫!」という万能食材はありません。

たとえば、ブロッコリーの新芽、ブロッコリースプラウトには、商品によって差がありますが、成熟したブロッコリーの10倍、20倍もの**「スルフォラファン」**が含まれています。それは、大きく成長しなければいけない新芽だからです。「スルフォラファン」は、強い抗酸化力があることで知られているファイトケミカルですが、だからと言って、ブロッコリースプラウトばかりを毎日食べていればいいわけではもちろんありません。**特定の野菜を毎日食べるよりも、抗酸化力の高いビタミンE、ビタミンCも含め、ファイトケミカルを多く含む複数の野菜を組み合わせて摂ったほうが、効果がさらにアップ**します。

もうひとつのポイントは、**丸ごと食べる**こと。ファイトケミカルは外側の皮の部分にとくに含まれているので、皮も含めて丸ごといただきましょう!

それでは、またクイズ形式で知識を深めていきましょう。

貴重な栄養素は逃さない！

Q

野菜に含まれているファイトケミカルをより効果的に摂るにはどちらがいい？

(1) 生のサラダ

(2) 温野菜

A ファイトケミカルは加熱調理がおすすめ。

栄養素によって、生のほうがよりよいもの、加熱したほうがよりよいものがあります。ここでのポイントは、「ファイトケミカルをより効果的に摂るには」です。ファイトケミカルは、かたい細胞壁に囲まれた細胞膜や細胞のなかに入っています。生のまま食べると、体内でも分解されずに、細胞膜や細胞に入ったまま排出されてしまうことがあります。そのため、おすすめは**生野菜よりも温野菜**。正解は（2）です。ファイトケミカルは熱に強いので、加熱して細胞壁を壊してから食べるほうが、ファイトケミカルが持つ抗酸化作用をより効果的にいただくことができます。

ちなみに、ブロッコリーやカリフラワー、芽キャベツ、キャベツなどに多く含まれるビタミンCは、水に溶けやすく熱に弱い栄養素。茹でたり、水につけたりするときには、手短かにしましょう。

貴重な栄養素は逃さない!

Q

ほうれん草、小松菜、チンゲン菜のβカロテンをより効率よく吸収できるのはどっち?

(1) 炒める

(2) 茹でる

A 緑黄色野菜に多いβカロテンは、油と一緒に摂るのがおすすめ。

βカロテンは、色鮮やかな野菜に多く含まれるファイトケミカルです。

体内で、一部はビタミンAに変換され、皮膚や粘膜、目の健康の維持に働きます。

βカロテンの特徴は、脂溶性で、油と一緒に摂ると体内での吸収率がアップするということ。

だから、茹でるよりも、油で炒めたほうが、吸収率が上がります。正解は（1）。

お浸しや生のサラダも美味しいですが、炒めたり、茹でたあとにドレッシングやオメガ3系の油、オリーブオイルなどをかけて食べたほうが、βカロテンの吸収率が上がって、抗酸化力がアップします。

ちなみに、ゴマ和えは、ゴマに脂質がたっぷり入っているので、OKです！

貴重な栄養素は逃さない!

Q にんにくの抗酸化力を高めるには、どれがいちばん?

(1) すりおろす
(2) みじん切り
(3) 薄切り

A にんにくはすりおろすのがいちばん効果的。先に用意しておこう。

「にんにく」といえば、1990年にアメリカの国立がん研究所が発表した「デザイナーフーズ・ピラミッド」という、がんの予防効果が高い食べ物の一覧でも、トップに位置づけられた食べ物として有名です。

にんにくの何がそんなにすごいのかというと、注目すべきは**「アリシン」**です。あの独特な臭い成分の正体がアリシンで、強い抗酸化作用を持っています。

このアリシンは、「アリイン」という成分が傷つけられて分解されることでつくられます。たしかに、にんにくを切ると臭いを放ちますよね。それは、切ることでアリシンがつくられるからです。細かく刻めば刻むほど、アリシンは増えます。ですから、いちばんアリシンが増えるのは「すりおろす」こと。次が「みじん切り」です。答えは(1)。さらに言えば、すりおろしたり刻んだりしたあと、しばらく置いて空気にさらすと、さらにアリシンが増えて効果が高まります。

第5章

解決策編❷

炎症を抑える「生活の工夫」

今日から気楽に始める「体質改善」

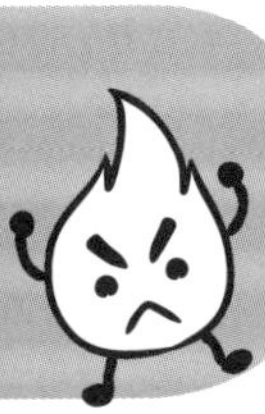

3分でできる簡単体操で、疲れ知らず、病気知らずの体に！

火傷やねんざ、インフルエンザなど、急性炎症のときに、病院に行くと「安静にしてください」と言われますよね。急性炎症のときに体を動かすと、さらに症状が強く出ることがあるので、運動はＮＧ。

でも、**慢性炎症には、運動はＯＫ！** むしろ、ウェルカムです。

体を動かすことは、いいこと尽くしなのです。

まず、体をくすぶらせる大きな要因が肥満で、摂取エネルギーが消費エネルギーを上回っていることが脂肪という蓄えをつくる原因なのですから、**体を動かして〝蓄え〟を減らさなければいけません。**

また、「ストレス」**も炎症のもと。体と心は連動しているので、適度に体を動かすことはストレス発散、リラックスにも**なります。瞑想やヨガなどもいいでしょう。

筋肉からも「炎症を抑える物質」が出ている!?

それに、脂肪組織が「アディポサイトカイン」を出して全身に働きかけているのと同じように、**筋肉も「マイオサイトカイン」というものを出している**ことがわかってきました。

「マイオサイトカイン」がどんな働きをしているのかは、いま、研究が進められているところですが、わかっていることのひとつが、**炎症を抑える働きをするということ。**

運動をして筋肉を動かすと、このマイオサイトカインが活発に分泌されることもわかってきています。

さらに、血管に関して言えば、体を動かして血流がよくなると、血管のいちばん内側にある「血管内皮細胞」から**「一酸化窒素（NO《エヌオー》）」がバンバン出て、傷ついた血**

管を修復してくれます。

血管の老化（動脈硬化）は、血管内皮細胞が傷ついて、そこで炎症が起こることがはじまりです。血管内皮細胞が傷つくと、NOの分泌量が減って、ますます血管内皮細胞が傷つきやすくなるという悪循環に。

この悪循環を断ち切るには、血管内皮細胞にNOをバンバン出してもらうことが欠かせません。

その手っ取り早い方法が、やっぱり運動で筋肉を動かすことなのです。

まとめると、運動には、

◎くすぶりの原因となる肥満やストレスを解消する
◎筋肉から、炎症を抑える「マイオサイトカイン」が出る
◎血流をよくして、NOを出し、血管壁の炎症を抑える

という効果があります。

ただし、こうした効果を期待するには、体に過度な負荷を与える、ハードな運動はおすすめしません。

とくにふだん運動をあまりしていない人が突然激しい運動を行えば、かえって炎症をつくってしまう可能性大。おすすめは、脂肪を燃焼しながらも、ほっと一息つけるような、リラックス効果もある運動です。

そんなほどよい、思い立ったらすぐにできる、体内のくすぶりを〝鎮火するための体操〟を3つ考えました。

ダラダラと汗を流して行うようなハードな運動ではないので、運動が苦手な人も、安心してください。

鎮火体操❶

心も体も見た目もスッキリ！「ストレス発散型！ ゾンビ体操」

ひとつめの鎮火体操は、「ストレス発散型！ ゾンビ体操」です。

ゾンビ体操というのは、血管を若返らせる体操として以前に私が考案したもの。

◎上半身……両腕をだらりと垂らして、前後に揺らす

◎下半身……その場で軽くジョギング（足踏み）

この2つの動きを組み合わせたのが、ゾンビ体操です。ゾンビになりきってゆらゆらするだけ。

コツは、肩や腕の力を抜いて、子どもが駄々をこねてイヤイヤをするように、気の向くままに腕を揺らすこと。首や肩がほぐれて、リラックス効果が上がります。

じつはこの体操は、私の子どもたちがまだ小さかった頃に、イヤイヤするのをなだめながら思いついたもの。子どもって、嫌なことがあると全身で「イヤイヤー」と表現しますよね。でも、思う存分イヤイヤをしたら、スッキリするようで笑っている。

そんな様子を見て、自分も真似てみたら、なんだかスッキリしたのです。そこから生まれたのが、ゾンビ体操です。リラックス効果ばつぐんの「イヤイヤ」の動きに、その場で足踏みを組み合わせることで、運動量が増え、脂肪燃焼効果が高まります。

このノーマルなゾンビ体操でも、「リラックス&脂肪燃焼」効果ばつぐんなのですが、さらにストレス発散効果を高めたいときには、ゾンビ体操の合間に、もうひとつ、シンプルな動きを加えましょう。

◎両手のひらを胸の前で合わせて、ギュッと力を入れたあと、力を抜く

これを、「イヤイヤ&足踏み」というゾンビ体操に加えることで、さらにリラックス効果が高まります！

✓ 実践！「ストレス発散型！　ゾンビ体操」

①基本姿勢

お腹に軽く力を入れて、背筋をスッと伸ばして立つ

②イヤイヤ&足踏み

その場で足踏みをしながら、肩の力を抜いて、子どもがイヤイヤするように両腕をブラブラさせる〈1分間〉

※足踏みは、最初はゆっくり、慣れてきたら軽いジョギング程度のスピードで

③プラスαのストレス発散

足踏みを止め、両手のひらを胸の前で合わせて、押し合うようにギュッと

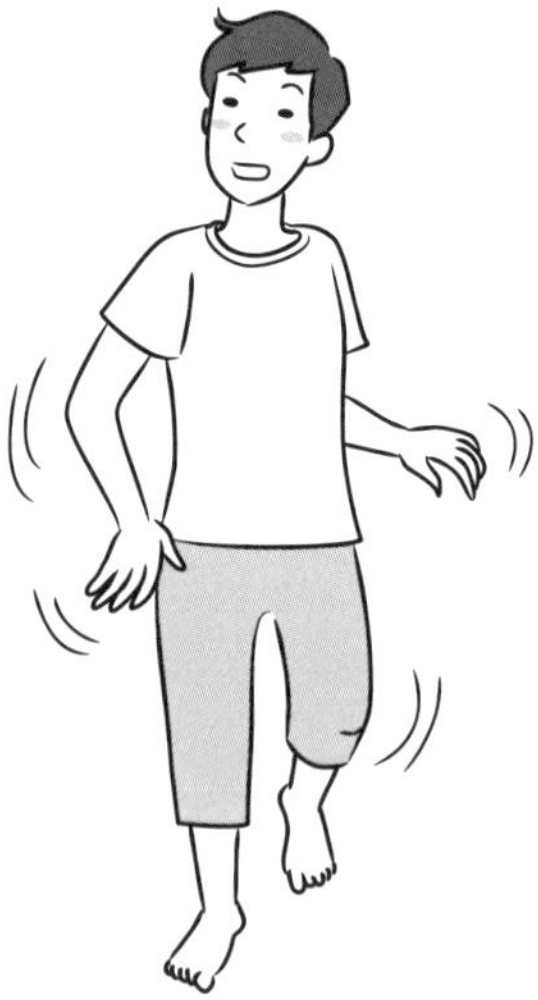

力を入れる

10秒数えたら、一気に力を抜く

※力を入れるときに、息をとめないように口はちょっと開きましょう

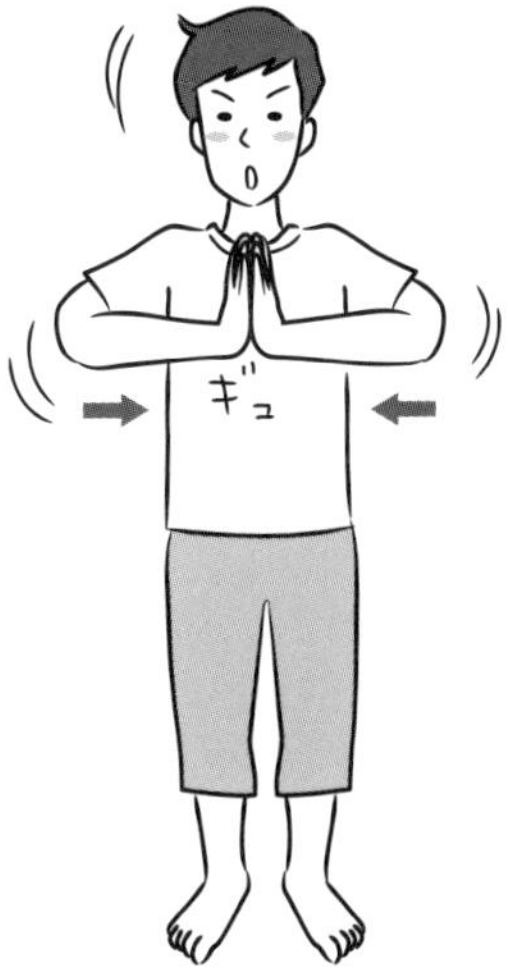

「イヤイヤ&足踏み」(②)を1分間したら、「ギュッと力を入れて脱力」(③)という動きを3回繰り返すのが基本です。

1回3分ほどのゾンビ体操で、10分間ウォーキングを行ったのと同じような運動効果が得られます。仕事の合間に、家事の合間に、テレビのCMの間に……、すき間の時間を見つけて行いましょう! 心も体も見た目も、スッキリしますよ!

鎮火体操❷ 副交感神経が優位になる！「全身グーパー体操」

これは、脂肪燃焼というより、ストレス発散とNO分泌を重視した、お手軽でシンプルな体操です。「ちょっと疲れたなー」「ちょっとストレスが溜まったなー」と感じたときに、ぜひどうぞ。

✓ 実践！「全身グーパー体操」

①グー

床に座り、手のひらをギュッと握りながら、全身でグーをつくるように体を丸める

②パー

手のひらをパッと開きながら、両手をばんざいするように広げ、上半身を大きく伸ばす
「グー」と「パー」を3回、繰り返します。

全身グーパー体操の「体を丸めてから、パーッと広げる」という動き、ストレス発散型ゾンビ体操の「ギュッと力を入れてから、脱力する」という動きの共通点は、どちらも**筋肉を収縮させてから弛緩させる**ということ。

とてもシンプルな動きですが、一発で副交感神経が優位になる、おすすめのストレス解消法なのです。ぜひ試してみてください。

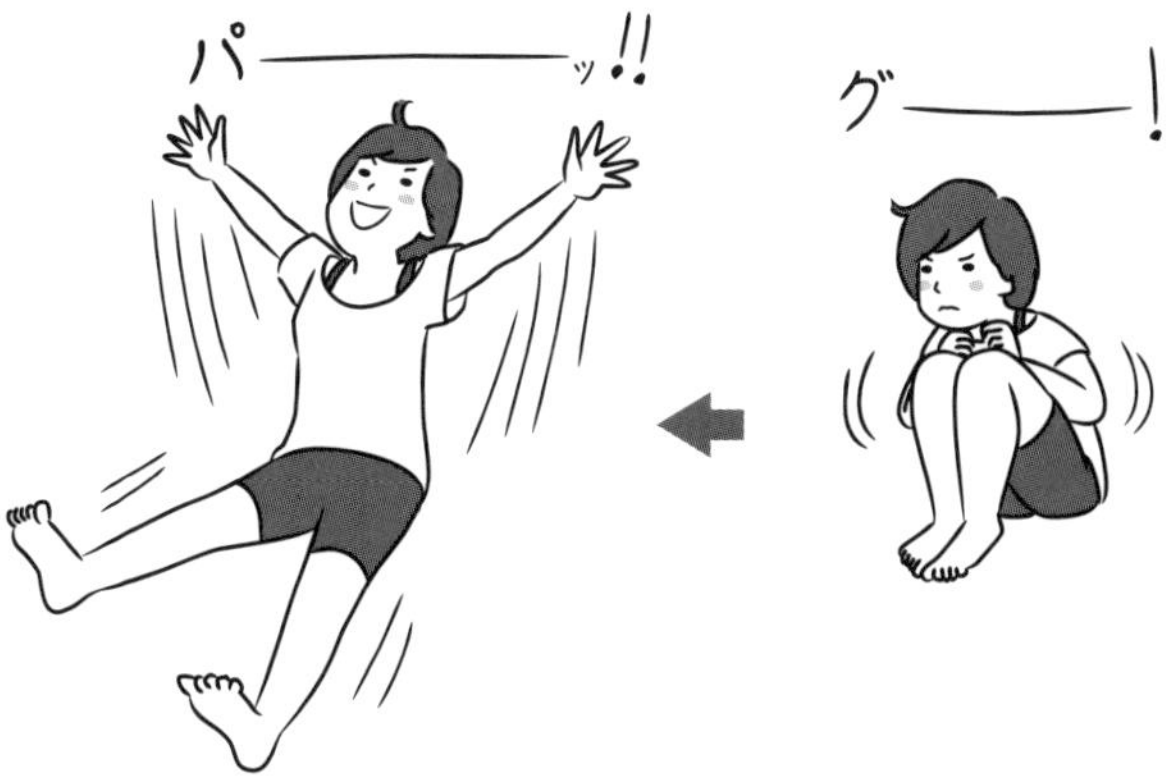

鎮火体操❸ リラックス効果を高める!

「お風呂でグーパー体操」

前項で紹介した「全身グーパー体操」を入浴中に行うのもおすすめです。

湯船につかると、つい「あー」と声がもれるほど、疲れが取れますよね。

そんな入浴のリラックス効果に、NO分泌や脂肪燃焼効果も加えた、一石三鳥の入浴法です。

✓実践！「お風呂でグーパー体操」

①入浴

39～41度のぬるめの湯に、みぞおちから下のあたりまでつかる

②グー

膝を抱えて、体を丸める

③パー

腕、足を前に伸ばして、ぶらぶらと揺らす

ただ、入浴の仕方によっては、体に過度な負担をかけてしまいます。とくに、高齢

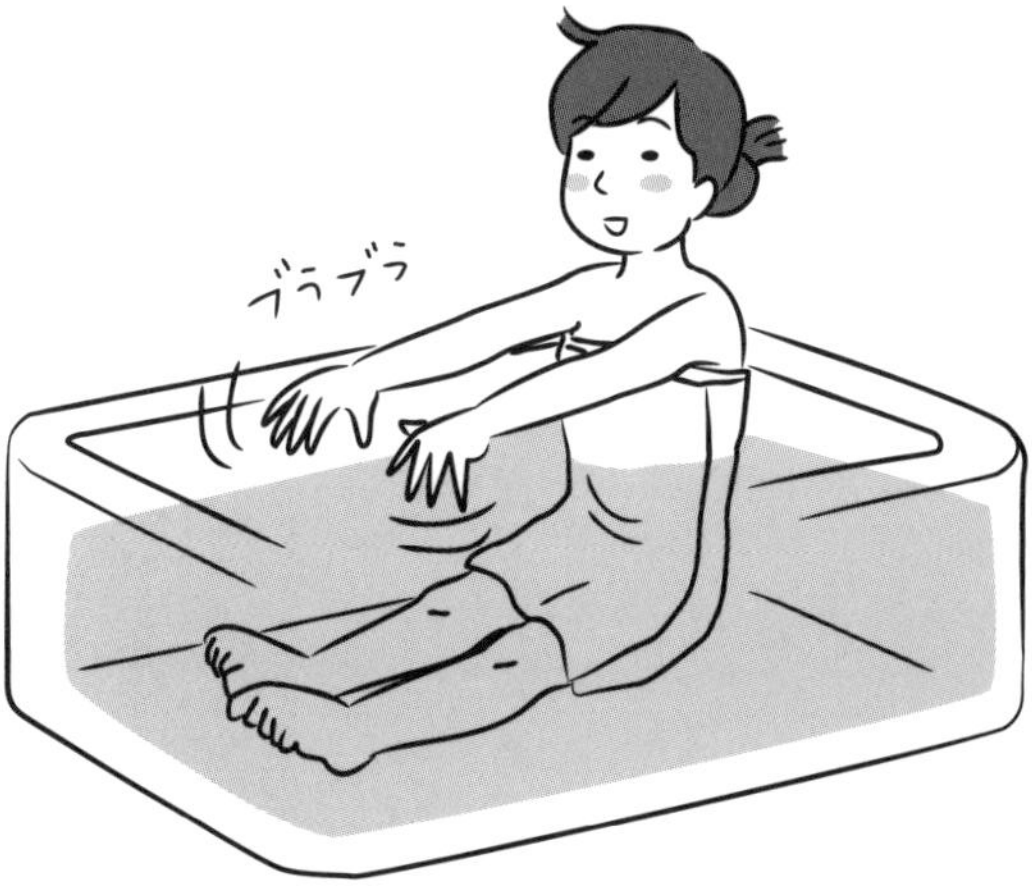

の人、血圧が高い人は次のようなことに気をつけましょう。

・湯の温度は39～41度くらいに。熱い湯につかると、血管が収縮して血圧が上がります
・湯に入る前にかけ湯を忘れずに
・みぞおちから下のあたりまでつかる半身浴がおすすめ
・長湯も避けて、15～20分程度であがりましょう
・冬場は、浴室と脱衣所の室温差に気をつけて。脱衣所は暖房器具であたため、洗い場も湯を流してあたためておく
・入浴後は水分補給で脱水予防を

禁煙はもっとも確実な「抗炎症」

タバコを吸いますか？
「タバコが体に悪いなんて聞いたことない！」という人はいないでしょう。
それでもやめられないのだとしたら、もしかしたら「いまのところ肺も悪くないし、健康被害は感じられないから」といった理由かもしれません。

でも、**タバコは、確実に体内をくすぶらせます。**

タバコを吸うと、全身で「活性酸素」が増えます。タバコの煙に含まれている活性酸素、煙で気管支が炎症を起こして発生する活性酸素が、体内に取り込まれて全身をまわるからです。

活性酸素が増えれば、私たちがもともと持っている「抗酸化力」では処理しきれなくなって酸化ストレスが発生し、炎症に……というのはすでに説明したとおり。

そうやって、タバコは全身の細胞を酸化させ、くすぶりを加速させるのです。


喫煙が確実に体をくすぶらせるということは、タバコを吸っている人は、禁煙するだけで確実に「抗炎症」になるということ。しかも、あなたの体だけではなく、受動喫煙している家族など、あなたのまわりにいる人のくすぶりも防いでくれます。

火事になってからでは遅い。くすぶりのうちに禁煙をしましょう！

イライラは、「タバコ3本を同時に吸うほどの不摂生」と心得よ

タバコを吸うと体内で「活性酸素」が増えて、全身の細胞を酸化させ、くすぶりを加速させるように、**ストレスも活性酸素を増やし、炎症を後押ししてしまいます。**

とくに慢性的なストレスは、くすぶりが続く原因に。

ストレス対策も、大事な「抗炎症」です。


ただ、ストレスがない人なんていません。「ストレスを溜めないように」と医者にアドバイスされても、「そうできるなら、最初からしています!」というのが本音で

はないでしょうか。

ストレスの原因に多いのが人間関係や職場、家庭などの環境。これらを変えるのは難しいですよね？　そもそも変えられないからストレスになっているわけです。

そこで、「ストレスのもとをなくす」と考えると、なくならないことでかえってストレスに感じるので、**「ストレスとつき合う」「受け流す」**と考えると、少しらくになります。


たとえば、相手の言動にイライラしたとき。イライラは、自分の思いどおりにならないときに生じやすいものです。

「なんでそんなことを！」とつい怒ってしまいそうになったら、「まあ、そういう考え方もあるよな」と、相手の意見を一旦受け止めてみてください。意識してそう考えるようにしているうちに、自分の思いどおりにはいかない相手の言動に遭遇しても、「まあ、そういう人もいるよね」と、それほどストレスにはならなくなってくるものです。

それに、このことはぜひ知っておいてほしいのですが、怒りやイライラで交感神経が興奮しているときには、**タバコを3本同時に吸っているのと同じくらいのストレスが血管にかかっています。**

タバコは吸ったことがない、健康のために禁煙したという人も、もし、毎日誰かの言動にイライラしているとしたら――。とてももったいないことですよね。

とはいえ、「やっぱりがまんできない！」ということもあるでしょう。

そんなときおすすめなのは、**体を動かすこと**です。

それも、勝ち負けや評価を伴わない運動を。私の場合、ゴルフは趣味のひとつなのですが、思うように打てないと新たなストレスを抱えてしまうことも……。

この章の最初に紹介した「鎮火体操」は、どれもストレス発散、リラックス効果ばつぐんなので、自信をもっておすすめします。

あるいは、ただ歩くだけでもいい気分転換になります。そのときに、歩幅をいつもよりも3～5センチほど広げて、下腹部を凹ませることを意識すると、NO分泌、脂肪燃焼効果がさらに上がります。

すぐには体を動かせないときには、文字どおり「一息つく」のもおすすめです。口からゆっくり息を吐ききったら、鼻からゆっくりと息を吸い込み、お腹に空気を入れて、また口からゆっくりゆっくりと息を吐いてお腹を凹ませる。腹式呼吸ですね。

イラッとしたら、息を吐く。それだけでも、副交感神経が優位になって、ストレスが軽くなります。

体質から変える「漢方」あれこれ

繰り返しになりますが、慢性炎症とは、体内で、弱いくすぶりがだらだらと続いていること。

急性炎症のように解熱鎮痛剤を飲んだら、症状が治まるというものではありません。そもそもわかりやすい症状が表に出ているわけではないので、対症療法的なアプローチは効かないのです。

だからこそ、ここまで説明してきたように、油のバランスを整えるとか、運動をするとか、肥満を避けるとか、ストレスを受け流すといったような生活の工夫で〝くすぶり体質〟を改善していく必要があります。

そういう意味で、慢性炎症は薬で治すものではなく、生活を見直すことで改善していくものですが、その手助けとして「漢方薬」を使うことはあります。

西洋医学の薬は、いま困っている症状に対してピンポイントで効く（症状を抑える）のに対し、漢方薬は、その人の症状と体質から合う薬を選び、体全体のバランスを整えて根本から正そうとするもの。くすぶりやすい体質を改善するのに、漢方薬が役立つケースもあるのです。

くすぶり体質を改善するのに合うのが、**「清熱作用」**を持った生薬が含まれる漢方薬です。

漢方では、炎症のことを「熱」ととらえます。そして体内の「熱」を改善することを「清熱」と呼びます。

たとえば、歯肉炎や口内炎に困っている患者さんに、**「黄連解毒湯《オウレンゲドクトウ》」**という漢方薬を処方することがあります。

これは、「黄連《オウレン》」や「黄芩《オウゴン》」などの清熱作用を持つ生薬が組み合わされた薬です。

先日も、なかなか治らない歯肉炎に困っていた60代の男性患者さんに、「黄連解毒湯」を処方したところ、すっかりよくなりました。

ていねいに歯みがきをしていてもよくならないので、歯科医からは「ストレスが原因でしょう。ストレスを避けてください」としきりに言われていたそうです。「そんなにストレスはないんだけれど……」と、患者さんが困っていたので、口呼吸を改善してもらうとともに、「漢方薬を飲んでみたらどうですか?」と提案したところ、少しあった鼻炎も含めて、よくなりました。

そのほか、風邪のときによく使われる「小青竜湯《ショウセイリュウトウ》」も、「甘草《カンゾウ》」や「麻黄《マオウ》」といった抗炎症作用を持つ生薬が含まれた漢方薬です。

漢方の基本は、体質を改善し、症状の出ない体をつくっていくこと。

自分に合った漢方薬を見つけて、くすぶり体質の改善に役立ててください。

〈了〉

体内《たいない》の「炎症《えんしょう》」を抑《おさ》えると、
病気《びょうき》にならない！

著　者――池谷敏郎（いけたに・としろう）

発行者――押鐘太陽

発行所――株式会社三笠書房

〒102-0072 東京都千代田区飯田橋3-3-1
電話：(03)5226-5734（営業部）
：(03)5226-5731（編集部）
http://www.mikasashobo.co.jp

印　刷――誠宏印刷

製　本――若林製本工場

編集責任者　本田裕子
ISBN978-4-8379-2701-3 C0030